Por qué deberías comerte un trozo de pastel

Por qué deberías comerte un trozo de pastel

Todo lo que no sabes sobre el funcionamiento de la grasa corporal

Mariëtte Boon y Liesbeth van Rossum

Traducción de
Isabel Pérez van Kappel

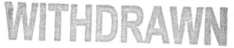

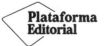

Plataforma
Editorial

Título original: *Vet belangrijk*,
publicado en neerlandés por Ambo | Anthos Uitgevers,
en Ámsterdam, en 2019

Vet belangrijk © 2019 by Mariëtte Boon & Liesbeth van Rossu
Originally published by Ambo | Anthos Uitgevers, Amsterdam

Primera edición en esta colección: marzo de 2020

This publication has been made possible with financial
support from the Dutch Foundation for Literature.

N **ederlands**
letterenfonds
dutch foundation
for literature

© de la traducción, Isabel Pérez van Kappel, 2020

© de la presente edición: Plataforma Editorial, 2020

Plataforma Editorial
c/ Muntaner, 269, entlo. 1.ª – 08021 Barcelona
Tel.: (+34) 93 494 79 99 – Fax: (+34) 93 419 23 14
www.plataformaeditorial.com
info@plataformaeditorial.com

Depósito legal: B 4816-2020
ISBN: 978-84-17886-71-4
IBIC: VS
Printed in Spain – Impreso en España

Diseño y realización de cubierta: Grafime

Fotocomposición:
gama, sl

El papel que se ha utilizado para imprimir este libro proviene
de explotaciones forestales controladas, donde se respetan
los valores ecológicos y sociales, y el desarrollo sostenible del bosque.

Impresión: Romanyà Valls
Capellades (Barcelona)

A nuestros padres

Índice

Por qué deberías comerte un trozo de pastel

Prólogo

Es probable que, al oír la expresión «grasa corporal», pienses en ese rollito que empieza a asomar por encima de tu pantalón cuando has comido demasiado en las fiestas navideñas. O en los hoyuelos que muestra la grasa de las nalgas de la mayoría de las mujeres, según les da la luz. Muchas personas tienen una relación de amor-odio con su grasa corporal, en la que suele predominar el odio. Es indudable que los medios de comunicación refuerzan esta situación. No es posible abrir una revista que no contenga por lo menos un artículo sobre dietas, sobre cómo perder peso o sobre suplementos nutricionales que nos ayudan a adelgazar. Y, por supuesto, con el menor esfuerzo posible. Las historias de personas que lo han conseguido revolotean a tu alrededor y las modelos salidas del gimnasio te lanzan miradas seductoras desde las fotografías. El mensaje que proyecta la televisión también es claro: todos tenemos que adelgazar, mejorar nuestra forma física y decir adiós a nuestra grasa corporal. Ahora bien, podemos suponer que, como cualquier otra parte de nuestro cuerpo, la grasa existe por algún motivo y cumple alguna función, ¿no? Entonces, ¿qué es y qué hace realmente la grasa corporal? ¿De verdad es tan mala como sostiene todo el mundo?

Nuestro desconocimiento, durante tanto tiempo, de la grasa corporal no es comparable al de ningún otro órgano de nuestro cuerpo. Durante años —o, más bien, durante siglos— se pensó que la grasa no era más que una capa aislante, un montón de sebo que protege nuestros órganos internos del frío y de los golpes. Pero nada es menos cierto. Resulta que la grasa es uno de los órganos más grandes de nuestro cuerpo: porque, sí, la grasa es un órgano, al igual que el corazón y los pulmones. En estos últimos años la investigación sobre la grasa corporal ha aumentado exponencialmente y nos ha aportado muchos datos científicos nuevos. Si algo hemos aprendido en este tiempo, como médicas e investigadoras, es que nuestra grasa no es solo un órgano importante: es un órgano imprescindible. Porque asegura un suministro continuo de combustible a los demás órganos cuando llevamos mucho tiempo sin comer, algo que nuestros ancestros necesitaban para poder sobrevivir. Pero ¡la grasa hace mucho más! También produce una gran variedad de hormonas, que son sustancias suministradas a la sangre para comunicar a distancia con otros órganos, como el cerebro. Así es como consiguen, por ejemplo, inhibir tu apetito cuando acabas de dar cuenta de un enorme plato de patatas fritas, evitando que sigas tragando indefinidamente. Parece útil, ¿verdad?

Nuestra grasa corporal adopta dos papeles bien diferentes. Mientras su volumen se mantiene dentro de unos límites, es una buena amiga y te ayuda a mantenerte sano. Pero cuando tienes demasiada o demasiado poca, se puede transformar en una malvada hermanastra. En caso de bajo peso, la grasa corporal produce una cantidad insuficiente de determinadas hormonas importantes, lo que ocasiona un desajuste endocrino que puede llegar a provocar la infertilidad. Por el contrario, en caso de sobrepeso, la grasa libera un exceso de hormonas y otras sustancias nocivas para la salud que pueden alterar, hasta la enfermedad, todo tipo de procesos corporales. Trastornos asociados con el sobrepeso son, por ejemplo, la diabetes (la diabetes tipo 2, que simplificamos como «diabetes» en adelante), la infertilidad, la depresión e incluso algunos tipos de cáncer. Por tanto, no es casualidad que las empresas pongan tanto empeño en vender remedios, suplementos nutricionales y otros ingenios (como chalecos por los que circula agua fría) para acabar con el sobrepeso y conseguir así que nuestra grasa corporal y, por tanto, nosotros mismos estemos más sanos. Estos artículos comerciales tienen gran éxito entre los consumidores que desean adelgazar, pero sus resultados suelen ser decepcionantes. Nosotras, las autoras, pensamos que es importante que tú, lector, dispongas de conocimientos que puedas aplicar de manera inteligente en tu propia vida para que tu grasa corporal sea más sana, disminuyendo su volumen (o, por el contrario, aumentándolo) y previniendo que aumente sin que tú lo quieras.

En este libro te presentamos a varios pacientes a los que hemos conocido en nuestro trabajo diario. Algunos de ellos tienen problemas habituales con su grasa corporal que resultarán familiares a muchos lectores, como el sobrepeso o trastornos debidos al sobrepeso. Sin embargo, verás que cada uno tiene su manera, única y personal, de asumirlos. Creemos que esto puede inspirar a otras personas. Decidimos incluir también historias de pacientes que sufren enfermedades de la grasa corporal muy poco habituales. Estos casos no solo resultan impresionantes, sino que han contribuido a desvelar para la ciencia, en estos últimos años, muchos secretos y datos sobre el funcionamiento tan sorprendente de la grasa corporal.

Con ayuda de historias cotidianas y menos habituales recorreremos contigo este intrigante órgano. ¿Cómo funciona exactamente nuestra grasa corporal? ¿Por qué algunas personas tienen mucha, y otras poca? ¿Es el exceso de grasa igual de perjudicial para todos? ¿Por qué las dietas muchas veces no funcionan, o solo temporalmente? ¿Cómo conseguir mantener un peso saludable a largo plazo? ¿Se debe evitar el estrés y exponerse al frío para estimular la combustión de la grasa o existen otros trucos ingeniosos? ¿Cómo influyen en el volumen de grasa el ritmo circadiano, las hormonas y las medicinas que se consumen? Todos sabemos que una alimentación poco saludable y la vida sedentaria desempeñan un papel muy importante en la epidemia de obesidad. Sin embargo, en estos últimos años han salido a la luz muchas otras cuestiones que contribuyen a ella, y resulta que existen muchos factores ocultos que engordan. La buena noticia es que tú puedes ejercer una influencia positiva sobre algunos de estos aspectos y retomar así el control sobre tu peso. En este libro tratamos todos estos temas. Y te damos algunos consejos prácticos que puedes poner en práctica enseguida. ¡Bienvenido al mundo maravilloso de nuestra grasa corporal!

MARIËTTE BOON

LIESBETH VAN ROSSUM

Abril de 2019

1.
Breve historia
de la grasa corporal

**Por qué la grasa corporal ha sido imprescindible
en la evolución**

En nuestro mundo actual abundan los alimentos y no hay
que esforzarse mucho para conseguir comida para toda la semana. Se puede ir el sábado por la tarde al supermercado
y llenar el carrito. O, con mucha menos molestia, se pueden
encargar los comestibles por Internet. Para nuestros ancestros
de la prehistoria era otro cantar: tenían que cazar para conseguir su alimento, y vagaban de un lugar a otro. Esto significa-
ba que, cada día, debían recorrer varios kilómetros y realizar
grandes esfuerzos. Pero esto no les garantizaba no volver
«a casa» con las manos vacías. Por suerte, contaban con una
reserva de provisiones en la que siempre podían confiar: su
grasa corporal. Esta liberaba energía en esos días en los que no
había nada de comer, para que los órganos más importantes,
como el cerebro y el corazón, siguiesen ejecutando sus funciones. La grasa era crucial para la supervivencia.

Algunos de nuestros ancestros eran afortunados y disponían de un sistema energético extraordinariamente eficiente. No solo contaban con la capacidad de extraer, de pequeñas cantidades de alimento, mucha energía que almacenaban en su grasa corporal, sino que su combustión también era eficiente. Esta combinación de factores favorables producía una mayor reserva de grasa, lo que les permitía ir consumiéndola durante más tiempo.

Por tanto, en la prehistoria, en las épocas duras de hambrunas prolongadas, solo sobrevivían las personas con una cantidad importante de grasa corporal. En otras palabras: tenían una ventaja evolutiva que ha resultado ser imprescindible para la supervivencia de nuestra especie. Por eso la grasa corporal gozaba de una alta consideración: es posible que fuese incluso adorada. Es lo que parece deducirse del hallazgo de unas pequeñas esculturas de la Edad de Piedra. La más conocida es la Venus de Willendorf (*véase* figura 1), que data de 25.000 años a. C., aproximadamente. Representa a una mujer de vientre abultado, pechos grandes y caderas anchas, y podría tratarse de un símbolo de

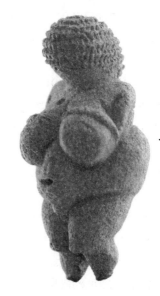

Figura 1. Venus de Willendorf.

fertilidad. Esto resulta paradójico, puesto que un sobrepeso severo (obesidad) produce, precisamente, infertilidad. Si en aquellos tiempos también se aspiraba a tener esas formas corporales porque se consideraban hermosas o deseables, es algo que desconocemos.

Tras el periodo de caza y recolección, hace unos diez mil años, se produjo un cambio sustancial: las personas empezaron a asentarse, lo que constituyó el primer paso para el surgimiento de pueblos y ciudades. Las gentes cuidaban de sus ganados y cultivaban productos agrícolas, lo que les permitía almacenar reservas de alimentos. A partir de ese momento desaparecieron los periodos de grandes hambrunas, aunque la gente seguía sujeta a los caprichos de la naturaleza: las cosechas podían perderse. Por este motivo, la grasa corporal no dejó de ser un amigo fiel de las personas hasta el siglo XVIII.

En ese momento comenzó un periodo que Robert Fogel, ganador del Premio Nobel de Economía de 1993, ha llamado «la segunda revolución agrícola». En su libro *Escapar del hambre y la muerte prematura, 1700-2100*, describe el cambio integral que se produjo entonces. En resumen, todo se reduce a lo siguiente: gracias a los avances de las técnicas (agrícolas y de otros tipos), se disponía de más alimentos, lo que permitió a las personas, que hasta entonces habían sido bajas y delgadas, crecer tanto en altura como en anchura. Se volvieron más robustas. Como consecuencia, tenían más fuerza y energía para trabajar todavía con más vigor, lo que resultó en un crecimiento económico, en nuevos desarrollos tecnológicos (como las máquinas), y... en una disponibilidad de alimentos aún mayor. La población occidental aterrizó así en una especie de espiral positiva.

Pero este éxito tenía su revés. En efecto, ha llegado el momento en el que las personas hemos alcanzado la altura máxima establecida en nuestro paquete genético, mientras perdura la abundancia de alimentos. Además, las máquinas empezaron a hacer parte de nuestro trabajo, por lo que las personas realizamos una menor actividad física. A partir de este momento, la evolución se ha vuelto contra nosotros. Si hubo tiempos en los que resultó muy favorable ser eficiente con la energía, ahora que existe esta amplia disponibilidad de comida y que el trabajo exige menor intensidad física, las personas ingieren más combustible del que son capaces de quemar (lo que se conoce como un balance energético positivo). Se produce entonces un exceso de almacenamiento de grasa. Mientras que, en el pasado, el ser humano era bajito y delgado, las calles han empezado a llenarse, cada vez más, de personas que luchan contra el sobrepeso y la obesidad (o sobrepeso severo). Ha tenido que pasar mucho tiempo para que el sobrepeso empezara a considerarse un problema médico. Lo que se explica por la buena reputación de que gozó la grasa corporal durante siglos.

Cómo pasó la grasa de ser un gran amigo a ser un gran enemigo

La apreciación de la grasa corporal ha variado radicalmente en el transcurso de la historia. La cantidad de grasa corporal deseada está sujeta a las modas, al igual que los peinados y el color de la tez. ¿Quién no ha visto alguna vez esas damas voluptuosas de anchas caderas y pequeños senos que retrataba en sus cuadros Pedro Pablo Rubens, a principios del siglo xvii? El concepto de este tipo de belleza está tan asentado hoy en día que existen sitios en la web de *Rubensdating*, o lo que es lo mismo, de citas con mujeres rollizas (o de «belleza rubensiana»).

En el antiguo Egipto, lo que se veía por la calle era muy diferente. Por allí paseaban mujeres delgadas y de músculos marcados, que maquillaban sus ojos con lápices de kohl negro y lucían complicados tocados. También en la Antigua Grecia se consideraba que las personas —y sobre todo, los hombres— debían estar delgadas y en forma. Según testimonios de los antiguos espartanos, estos desterraban de su ciudad a los gordos. Y parece que el filósofo griego Sócrates saltaba todos los días para mantenerse esbelto. Fue a partir de finales del Renacimiento cuando se empezó a anhelar, cada vez más, una figura oronda. Al igual que Pedro Pablo Rubens, Miguel Ángel pintó en sus frescos de la capilla Sixtina mujeres con curvas. En el siglo xix estas redondeces seguían siendo muy populares. Se las asociaba con la riqueza, el éxito y el poder. Lo que no es de extrañar, al tratarse de una época en la que los alimentos eran todavía relativamente escasos para muchas capas de la sociedad. Y, cuando algo escasea, todo lo que se asocia con ello resulta codiciable.

Echemos ahora un vistazo al minúsculo pueblo de Wells River, en Vermont, a principios del siglo xx. Aquí se reunían cada año, para pasar un fin de semana en la posada local, grupos enteros de hombres, todos ellos con voluminosas barrigas y papadas. Esta posada era el cuartel general del New England Fat Men's Club, o club de hombres gordos de Nueva Inglaterra. Sí, has leído bien. ¡Se trataba de un club fundado especialmente para hombres gordos! Para poder ser miembro de él, se tenía que dar 100 kilos, como mínimo, en la báscula, y ser poseedor de una fortuna considerable. Porque el objetivo del club era establecer relaciones entre hombres de negocios ricos. También pertenecían a la sociedad políticos influyentes. Y el New England Fat Men's Club no era el único en su especie, ni mucho menos. Asociaciones de hombres robustos como esta surgieron como setas, especialmente en los Estados Unidos, pero también en Francia, a principios del siglo XIX. Este fue el apogeo de la grasa. Su buena reputación se pone de manifiesto también en la literatura de la época. En obras de, entre otros, Charles Dickens, el típico chico gordito era un *wonderfully fat boy*, es decir, un chico de admirable gordura. También otros escritores atribuían a las personas orondas características como «alegre», «adorable» y «de buen humor». Sin embargo, todo esto no tardaría en cambiar...

En un principio, la reputación de la grasa empezó a perder popularidad simplemente porque ya no resultaba atractiva. A comienzos del siglo XX la imagen ideal era la de la esbeltez. Esta tendencia fue ampliamente aprovechada, desde la década de 1920, por empresas que esperaban ganar mucho dinero con su explotación. En 1925 el fabricante de cigarrillos Lucky Strike lanzó una nueva campaña publicitaria con el eslogan «*Reach for a Lucky instead of a sweet*», o lo que es lo mismo: toma un cigarrillo en vez de un dulce. En sentido estricto es verdad que funciona, ya que la nicotina presente en los cigarrillos inhibe el apetito. Pero, evidentemente, fumar tabaco es cualquier cosa menos una buena alternativa a comer dulces. Lo que no quita para que sí fuese una buena frase publicitaria. En la década de 1930 apareció en el mercado una pastilla para adelgazar que tuvo mucho éxito, pero que era muy peligrosa: el dinitrofenol (DNP). Con este producto, las células del cuerpo entran masivamente en combustión. La gente perdía muchos kilos de peso, sí, pero, debido a esa alta combustión, también se «recalentaban», literalmente. El producto causó la muerte de algunas mujeres, por lo que en 1938 se retiró la píldora del mercado. Lo chocante es que todavía hoy, ochenta años después, se puede encargar de manera ilegal a través de Internet. En la década de 1950 vio la luz en el mercado una nueva «panacea», que probó con éxito la famosa cantante de ópera Maria Callas. Perdió unos treinta kilogramos con una pastilla que contenía huevos de un parásito que crecieron hasta convertirse en largas y hambrientas tenias que le hicieron adelgazar. Eficaz, sí, pero también bastante asqueroso y, sobre todo, peligroso. En la década de 1960 se intensificó todavía más la imagen en boga de la delgadez, cuando la angulosa Lesley Hornby (*Twiggy* o «Ramita») se convirtió en una modelo extraordinariamente popular. Casi todas las mujeres deseaban parecerse a ella y estar no ya delgadas, sino superdelgadas. Ese afán de perder peso se mantuvo vigente y, en 1963, Jean Nidetch, un ama de casa que, según sus propias palabras, vivía obsesionada con los dulces, fundó el club de pérdida de peso Weight Watchers. La asociación creció hasta convertirse, actualmente, en un gran imperio de las dietas. En las últimas décadas han aparecido otras dietas populares diversas (como, por ejemplo, Atkins, South Beach, etcétera) y, en torno al cambio de siglo, se llegaron a popularizar los programas de televisión en los que los participantes intentan perder la mayor cantidad de peso posible (una pequeña muestra del surtido: *The Biggest Loser*, *Obese* y, en los Países Bajos, *De afvallers*).[1] El deseo de estar delgado se acompañaba, cada vez más desde el principio del siglo xx, de una imagen negativa de las personas con sobrepeso u obesidad. En la literatura ya no se hablaba del «gordito simpático», sino del «gordo asqueroso». También prevalecía la opinión de que el sobrepeso era culpa de quien lo padecía. Y de que estas personas eran débiles, por no ser capaces de contenerse con la comida. La ingesta excesiva de alimentos no es siempre la causa del sobrepeso, pero este estigma tiene graves consecuencias psíquicas para muchas personas que se enfrentan al sobrepeso, como veremos en el capítulo 11.

Está claro: la grasa corporal cayó en descrédito. Hecho que se reforzó al inicio del siglo xx, porque los estudios cien-

---

1. *The Biggest Loser* es un programa de televisión norteamericano, y *Obese*, de una cadena alemana; en España, un programa similar es *La báscula*. (*N. de la T.*)

tíficos mostraban, irrefutablemente, que existía una relación entre la obesidad y cifras más altas de mortalidad. Un detalle curioso es que las primeras investigaciones las realizaron empresas aseguradoras. Desde entonces se acabó para siempre la buena reputación del exceso de grasa y, desde la década de 1930, se aceptó mayoritariamente que se trataba de un problema de salud. Pero cómo influye la grasa en la salud es algo que siguió siendo un enigma durante mucho tiempo.

El descubrimiento de la célula adiposa

Volvamos a la Antigüedad. El médico griego Hipócrates (considerado el fundador de la medicina moderna) ya observó, hacia el siglo IV a. C., que la muerte súbita era más habitual en personas con sobrepeso que en personas delgadas. Además, escribió, la obesidad era causa de infertilidad en las mujeres. Y tenía razón, aunque él tuviese otra explicación para este fenómeno. Según él, el sobrepeso dificultaba las relaciones sexuales y por eso las mujeres eran menos fértiles. Por aquel entonces, por supuesto, no se tenía ni idea de la existencia de las hormonas. Y no digamos de la manera en que un exceso de grasa corporal altera gravemente el funcionamiento de nuestras hormonas.

Después, y durante mucho tiempo, se dejó de escribir sobre el sobrepeso. Resulta difícil averiguar a partir de qué instante preciso se supo que el sobrepeso se producía por un exceso de grasa corporal, y no por la acumulación de otras sustancias corporales, como la sangre, por ejemplo. Debe existir un momento de la historia en el que alguien se dio cuenta, mediante la práctica de autopsias, de que una persona obesa tiene una capa de grasa subcutánea (amarilla y esponjosa) más espesa que una persona delgada. Conviene señalar que, durante siglos, fue tabú abrir los cuerpos humanos, por razones éticas y religiosas. Por lo menos, en el mundo occidental. Los cuerpos de los muertos debían permanecer intactos. Es probable que este sea el motivo por el que se ha escrito tan poco sobre el tema. Pero la situación cambió en el siglo xviii. En esa época se publicaron muchos libros y artículos sobre las causas y las consecuencias del sobrepeso. Entre ellas se encuentran muchas teorías muy interesantes y, volviendo la vista atrás, a veces muy fantasiosas.

Thomas Short escribió en 1727 su visión de que el órgano de la grasa corporal se componía de bolsitas de grasa separadas de la sangre. Era una teoría muy avanzada para su época, en la que el concepto global de órganos formados por células estaba en mantillas. Pensaba, además, que la causa del sobrepeso era una acumulación tanto de sangre como de «sustancias grasas». Esta acumulación era consecuencia de una falta de transpiración. Por lo tanto, sudar más era su propuesta de tratamiento para la obesidad. Si con ello quería decir que debían hacer más deporte, les estaba dando a sus pacientes un buen consejo.

El fisiólogo escocés Malcolm Flemyng, uno de los pupilos de Boerhaave, científico de Leiden, contemplaba, alrededor de 1760, diversas causas posibles del sobrepeso. La primera era correcta: la ingesta excesiva de comida y, según él, sobre todo de alimentos ricos en grasas. Pero también señaló que no todas las personas con sobrepeso eran grandes comedoras y no todas las personas delgadas eran, por definición, moderadas con la comida. Otra causa posible tenía que ver con las «bolsitas de grasa» sobre las que había escrito Thomas Short. También Flemyng creía que la grasa se almacenaba en bolsitas cerradas por una membrana. Su teoría era que cuando esas membranas eran débiles, las bolsitas podían ceder y ampliarse más fácilmente, desarrollándose así el sobrepeso. También escribió que esas «membranas débiles» podían darse, o no, en las familias. De este modo, fue uno de los primeros en postular una causa genética para el sobrepeso. Otra causa posible para el sobrepeso que propuso Flemyng coincidía con la opinión de Thomas Short de una alteración en la excreción de fluidos. Pensaba que parte de la grasa de la dieta debía eliminarse a través del sudor, la orina y las heces. Si esto no se producía en la cantidad debida, la grasa se almacenaba en esas bolsitas y la persona en cuestión engordaba. Para resolver este «problema» ideó varias soluciones, todas ellas dirigidas a aumentar la excreción. Una de ellas no era muy agradable, ya que creía que se podía mejorar le excreción ingiriendo, todos los días, un trocito de jabón. Describió a un paciente que perdió catorce kilos en dos años, gracias a que comía de dos a cuatro gramos diarios de jabón.

La teoría de Short y Flemyng de que nuestro tejido adiposo se compone de «bolsitas con grasa» no era realmente desacertada. El desarrollo del microscopio por parte de Antonie van Leeuwenhoek en el siglo XVII posibilitó el estudio, en el nivel microscópico, de fragmentos de nuestro cuerpo, de sangre y de plantas. Con esto se llegó, finalmente, a la teoría celular (*véase* recuadro 1). Tras el descubrimiento de las células, el de la célula adiposa como ladrillo de nuestro tejido adiposo fue un hecho a finales del siglo XIX. Sin embargo, durante mucho tiempo, la cosa se quedó aquí, y la opinión mayoritaria era que la «célula adiposa» era un lugar de almacenamiento de grasa. Estas células adiposas formaban juntas nuestro órgano de la grasa, que envolvía nuestro cuerpo con una capa gratamente cálida que protegía nuestros órganos de los golpes. Esta imagen cambió drásticamente en los años sesenta del siglo pasado, cuando se descubrió que las células adiposas podían, *por sí mismas*, producir hormonas: es decir, sustancias que se liberan en la sangre y que surten toda una variedad de efectos sobre otros órganos. ¡A distancia! Y, además, resultó que la grasa emite señales a nuestro cerebro. De hecho, la grasa puede influir hasta cierto punto en nuestro comportamiento. No solo en cuanto a la alimentación, sino también en cuanto a nuestro estado de ánimo. De repente, la grasa pasó de ser un órgano pasivo a uno *activo*. Acababa de nacer un área de investigación: el estudio de todos los secretos de la grasa corporal. Un terreno muy interesante, en el que, muy rápidamente, se produjeron descubrimientos sensacionales uno detrás de otro, y sobre el que siguen apareciendo, cada año, cientos de artículos científicos en los que se desvelan aún más secretos. Pero empecemos por el principio: ¿cómo funciona realmente la grasa?

RECUADRO 1. La célula como ladrillo

Todos los organismos, como las personas y las plantas, se componen de células: el ser humano, de unos cien billones. La célula es el componente más pequeño del organismo. La forman un *núcleo celular*, que almacena el material genético (ADN), y muchos orgánulos, que son pequeñas máquinas que mantienen la célula en funcionamiento. La *mitocondria* es el orgánulo que asegura el metabolismo de la célula. Todas las células siguen el mismo patrón de formación, pero pueden tener, en cada órgano, un aspecto diferente y propiedades completamente distintas. Una célula muscular, por ejemplo, se parece muy poco a una célula adiposa. Las células son los ladrillos de los diversos órganos, como el corazón, los pulmones y... el tejido adiposo.

2.

La grasa corporal, órgano primordial de almacenamiento

Al igual que un coche necesita gasolina para poder avanzar, nosotros también necesitamos combustible para, literalmente, salir adelante. De hecho, consumimos cada día bastante energía. Nuestro corazón bombea sangre al resto del cuerpo de forma continua, respiramos una media de doce veces por minuto y el hígado y los riñones depuran nuestra sangre de sustancias de desecho. Y todo esto, aun estando en reposo. Cuando hacemos deporte, nuestra combustión se dispara y, claro, necesitamos todavía más combustible.

Nuestro cuerpo utiliza, en grandes líneas, dos tipos de combustible: los azúcares y las grasas. Al contrario de lo que piensan muchas personas, las *grasas* son el combustible más importante para la mayor parte de los órganos. Esto es así porque, al ser quemadas, las grasas producen una cantidad mayor de energía, mucha más que los azúcares. Nuestro cuerpo lo ha entendido bien y por eso solemos tener bastante grasa corporal. Nuestro cuerpo, además, es muy frugal con ella, ya que no se trata solo de su combustible más valioso, sino que cumple así mismo otras funciones fundamentales. Por ejemplo, nuestras células corporales están rodeadas por una fina capa de grasa y la grasa constituye también el envoltorio de nuestras vías nerviosas, de modo que los nervios son capaces de transmitir sus señales rápidamente, lo que nos permite a nosotros pensar y movernos con agilidad. ¿Empiezas a querer un poco a tu grasa?

Pero ¿dónde se encuentra nuestro combustible? En un coche está claro: en un único lugar, el depósito de gasolina. En nuestro cuerpo, el combustible se encuentra en varios sitios. Una cantidad limitada, tanto de grasas como de azúcares, circula libremente por la sangre, lista para ser absorbida en cualquier momento por los órganos. Por tanto, esta parte del combustible es utilizada de forma continua por los órganos y se repone cuando se come. Aquí vemos surgir ya un primer problema. ¿Qué sucede cuando alguien pasa cierto tiempo sin comer, por ejemplo, porque duerme toda la noche? ¿O, simplemente, porque no hay alimentos disponibles, lo que les ocurría con cierta asiduidad a nuestros ancestros? ¿O qué pasa si hemos comido, pero aumentamos nuestra combustión porque nos ponemos a hacer deporte? En todos estos casos tenemos la suerte de poder utilizar nuestras reservas de combustible. Gracias a ellas no nos desmayamos cuando nos saltamos una comida y podemos correr o jugar al tenis durante una hora sin problemas (siempre y cuando no estés en un estado físico deplorable, claro). Puesto que nuestro cuerpo funciona gracias a dos tipos de combustible, tenemos también dos tipos de reservas —una para el azúcar y otra para las grasas— a las que dirigirnos cuando el combustible que circula por la sangre amenaza con agotarse.

El glicógeno: la reserva de azúcar

Nuestra reserva de combustible más pequeña es la de azúcar. Para almacenarla de la manera más eficiente posible, se agrupa formando grandes ovillos de moléculas de glucosa unidas, llamados glicógeno, que se encuentran en dos lugares del cuerpo: en el hígado y en los músculos (*véase* figura 2). Cuando el nivel de glucosa en sangre baja demasiado (hipoglucemia), por ejemplo, por llevar varias horas sin comer, se «corta» un poco de glicógeno del hígado y se libera en la sangre. Entonces el nivel de glucosa en sangre vuelve a subir y el cuerpo está listo para seguir con su actividad. Los músculos también tienen una reserva de glicógeno, pero el azúcar que liberan lo utilizan solo ellos mismos, por ejemplo, cuando se practica una actividad deportiva intensa. Esto resulta muy útil, porque el azúcar se descompone más rápido que la grasa y, por tanto, suministra energía también más rápido.

¿Cuánta energía aporta esta reserva de azúcar? En total, en el hígado y en los músculos se almacenan, en conjunto, unos setecientos gramos de glicógeno. Como la combustión de 1 gramo de azúcar genera 4,1 kilocalorías, en el glicógeno se acopian en total 2.870 kilocalorías. ¿Es mucho? Depende de cómo se mire. Si se parte de la base de que consumimos dos mil kilocalorías al día (esta cantidad es válida para una

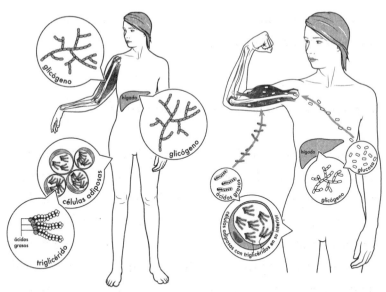

FIGURA 2. Almacenamiento de glicógeno y grasa en el cuerpo.

FIGURA 3. Utilización de los aminoácidos y de la glucosa como combustibles.

mujer adulta de peso medio y con una actividad diaria de intensidad media), no podemos mantenernos de nuestra reserva de glicógeno ni un día y medio sin comer. Por tanto, esta no es la reserva energética que empleaban nuestros ancestros cuando se veían obligados a sobrevivir largo tiempo sin alimento; no es esta su función. La reserva de glicógeno se utiliza cuando se necesita energía de manera rápida. De hecho, el glicógeno se puede descomponer muy deprisa en moléculas de azúcar (*véase* figura 3), y el azúcar, a su vez, se quema también rápidamente. Un buen recurso cuando esprintas para no perder el tren. O, como les pasaba a nuestros ancestros, si te persigue un tigre. Cuando una persona se ve privada de alimento durante mucho tiempo, o cuando realiza un esfuerzo continuado, recurre a su grasa corporal.

Se puede sobrevivir de la grasa durante mucho tiempo

Nuestra grasa corporal nos proporciona la energía indispensable cuando no disponemos de comida durante mucho tiempo. Por eso, a lo largo de los siglos, ha evolucionado hasta convertirse en una fuente inagotable de energía. Se forma en una fase temprana del embarazo, cuando el feto tiene el tamaño de una nuez. Aparece no solo bajo la piel, sino también en el abdomen y en torno a los órganos. Al principio, la grasa corporal del feto es modesta. Tampoco se requiere más, porque mientras el feto se encuentra seguro en la matriz, la placenta le suministra todo el combustible a través del cordón umbilical. Por tanto, no necesita reservas. Al aproximarse el final del embarazo, el feto tiene que prepararse para la vida fuera del útero, donde puede hacer frío y donde es posible que no haya suficiente alimento (leche materna) disponible de inmediato. Como previsión para ese primer periodo, el feto desarrolla, al final del embarazo, una buena capa de grasa. Los bebés que nacen demasiado pronto no disponen de esa reserva de grasa y por eso no son capaces de mantener la temperatura corporal. De ahí que pasen un tiempo en una incubadora, una especie de nido acogedor y calentito donde al recién nacido le cuesta poca energía mantener la temperatura. Y, con el tiempo, se genera esa capa de grasa.

Nuestra reserva de grasa es pequeña justo antes del nacimiento, pero va creciendo a medida que envejecemos. Es más, nuestra grasa corporal es uno de los órganos más grandes de nuestro cuerpo. El «órgano grasa corporal» se extiende por todo nuestro cuerpo, como puedes sentir tú mismo (o como prefieres no notar). Las dos grandes masas de grasa se encuentran, una, en el abdomen, alrededor de los órganos (la «grasa abdominal») y la otra, bajo la piel (la «grasa subcutánea»). Esta grasa subcutánea puede estar en cualquier parte del cuerpo, como en la cara (incluyendo la famosa papada), en los pies o en los antebrazos. Sin embargo, la mayor parte de la grasa subcutánea se encuentra, para disgusto de muchos, en el abdomen y en torno a las nalgas y los muslos. Pero ¿cómo es posible que nuestra grasa corporal almacene tan bien las grasas? Porque la grasa corporal se compone de más de cincuenta mil millones de globitos muy dúctiles llamados «células adiposas». Cada una de estas células está preparada para almacenar grasa, pudiéndose estirar cuando es necesario. Cuando se observa un trozo de grasa al microscopio, estas células adiposas se parecen realmente a pequeños globos. Tiene su gracia, porque son como esas «bolsitas llenas de grasa» (*véase* figura 2) que ya intuían Short y Flemyng en el siglo XVIII.

Por supuesto, la célula adiposa no es solo una «bolsita llena de grasa»; no menospreciemos a nuestra grasa. La célula adiposa es y hace mucho más. Por ejemplo, cuenta con elementos especiales con los que puede producir proteínas que la hacen única. Como esas variadas sustancias mensajeras, u hormonas, que convierten la grasa en un órgano singular. La célula adiposa tiene, además y como cualquier otra célula corporal, centrales energéticas propias responsables de la combustión. La importancia de nuestra grasa corporal se pone de manifiesto en el caso de Natalie, que sufre una anomalía rara de la grasa...

¿Qué sucede cuando no se tiene grasa corporal?
La historia de Natalie

Natalie era una mujer joven, de dieciocho años, delgada y activa, que vivía en el seno de una familia muy unida. Pero su vida sin preocupaciones acabó abruptamente cuando empezaron las irregularidades en su menstruación. Y no solo eso. «Estaba muerta de cansancio y cada movimiento me producía dolor. El síndrome de Pfeiffer, pensaron los médicos. Pero seguía encontrándome fatal y tenía cada vez más molestias. Ya no toleraba los alimentos grasos, tenía náuseas y vomitaba mucho. Todos estos síntomas no tenían nada que ver con esa enfermedad.»

El tiempo pasaba y Natalie no mejoraba. Le hicieron análisis de sangre y resultó que tenía el nivel de glucosa demasiado alto. A los veintiún años le dijeron que era diabética. ¿Podría ser esa enfermedad la causa de todos sus problemas?

«Tenía que inyectarme insulina, pero por mucho que me pinchara, los niveles de glucosa apenas si bajaban; era para volverse loca. Además, seguía siempre tan cansada que no podía casi ni trabajar. Después del trabajo ya no tenía energía para nada, no tenía resuello ni para montar en bicicleta. Los médicos se enfrentaban a un enigma, y yo estaba desesperada. ¿No sería que había algo más?»

Natalie fue derivada a un internista, quien se fijó en que tenía las piernas y los brazos extremadamente delgados, mientras que su abdomen era llamativamente abultado. Le hicieron una imagen por resonancia magnética (IRM) y el resultado fue asombroso. «Resulta que no tengo prácticamente nada de grasa bajo la piel. En vez de eso, había mucha grasa en sitios donde no corresponde, como en el corazón. También el hígado era extremadamente graso y estaba agrandado. ¡Por eso tenía ese abdomen tan abultado! Y por eso padecía de tantas náuseas y no toleraba los alimentos grasos. A pesar de esa ausencia de grasa bajo la piel, mi nivel de triglicéridos en sangre era muy elevado.»

Lo que le pasa a Natalie es que sufre de lipodistrofia. Se trata de un defecto de la grasa muy raro, ya que aparece solo en una de cada diez millones de personas. El problema es que la grasa subcutánea no es capaz de almacenar triglicéridos. Sí existen células adiposas, pero están prácticamente vacías, como bolsitas planas y fofas. La consecuencia es que los triglicéridos tienen que irse a algún otro lado. Estos trocitos de grasa vagan por la sangre y se depositan en otros lugares, como en la grasa abdominal, que puede almacenar muchos triglicéridos. Una gran cantidad de grasa se acumula también en otros órganos: en el caso de Natalie, en el corazón y en el hígado, pero puede ser también alrededor de los riñones. A largo plazo, la acumulación de grasa en esos sitios puede resultar muy peligrosa, y producirse, por ejemplo, trastornos cardiovasculares, fallos renales y enfermedades hepáticas. El depósito de grasa en los órganos altera, además, la absorción de los azúcares por dichos órganos, por lo que los azúcares permanecen en la sangre, el nivel de glucosa sube y el paciente acaba sufriendo diabetes. Así que ya lo ves: si la grasa no funciona bien, las grasas y los azúcares permanecen circulando por la sangre y terminan finalmente en sitios en los que no deben estar. ¡Nuestra grasa corporal es realmente imprescindible!

¿Cómo se encuentra hoy en día Natalie?

«Estoy tomando un medicamento experimental que viene de los Estados Unidos. No va a hacer que vuelva a tener grasa bajo la piel, pero sí que pierda la grasa de los órganos. De momento, tengo el abdomen menos abultado y mi metabolismo de los carbohidratos ha mejorado. También tengo más energía. Me han devuelto mi vida.»

Natalie tiene ya treinta y siete años, está casada y trabaja casi a tiempo completo en un comercio al por mayor. Y todavía le queda energía para sus pasatiempos. Le gusta montar en bicicleta y pasar mucho tiempo al aire libre. Sigue utilizando su medicación americana.

Se puede sobrevivir de la grasa durante mucho tiempo

Avancemos un paso más. ¿Cómo pueden utilizar los otros órganos la grasa de la grasa corporal como combustible? Cuando hablamos del combustible «grasa» que circula por la sangre (y que puede ser absorbido y quemado por los órganos), nos estamos refiriendo a los ácidos grasos: largas cadenas compuestas por lo general de dieciséis a dieciocho átomos de carbono. Al igual que el azúcar, los ácidos grasos también están envueltos de manera hábil, de forma que se pueden almacenar grandes cantidades en poco espacio. Se puede comparar con un archivo *zip* del ordenador. Los ácidos grasos se acopian de tres en tres, en forma de esos «triglicéridos» (*véase* figura 2). En una sola célula se acumulan miles de triglicéridos, empaquetados muy próximos entre sí. Esto es muchísimo combustible: una verdadera mina de oro. En el momento en que no hayas comido durante mucho tiempo, o si llevas un buen rato en movimiento (porque estés haciendo deporte o las tareas del hogar), tu cuerpo recurrirá a este combustible. Entonces se «cortarán» ácidos grasos de los triglicéridos y se liberarán en la sangre, por donde se dirigirán a los órganos que los necesitan (*véase* figura 3). De este modo se «envía», literalmente, combustible (en forma de ácidos grasos) desde la grasa hasta los demás órganos.

Así podemos pasar periodos de escasez de alimentos, gracias a nuestra grasa. Pero ¿cuánto puede durar ese periodo? Dicho de otro modo: ¿cuánto tiempo podemos alimentarnos de nuestra grasa? Los estudios químicos han demostrado que la combustión de 1 gramo de grasa genera 9,4 kilocalorías. Para el lector atento: esto es más del doble de las 4,1 kilocalorías que se generan al quemar 1 gramo de azúcar. Por eso, el combustible se almacena en nuestro cuerpo en forma de grasa, y no de glicógeno. En tu coche también prefieres utilizar una gasolina que te permita conducir mil kilómetros en vez de una que te permita conducir quinientos, ¿no? Si quisiéramos almacenar la misma cantidad de calorías en forma de glicógeno, deberíamos cargar con muchos más kilos. Y el peso de nuestra reserva de grasa no es pequeño. Un adulto sano de setenta kilogramos de peso tiene unos catorce kilogramos de grasa corporal. Puesto que en 1 gramo de grasa se acumulan 9,4 kilocalorías, el total es de 131.600 kilocalorías. ¡Una cantidad enorme! Una mujer de constitución media, con una actividad diaria de intensidad media, quema, como se ha dicho antes, alrededor de dos mil kilocalorías al día, y un hombre, dos mil quinientas. Esto quiere decir que, de media, puedes vivir de tu reserva de grasa durante sesenta y seis días (en el caso de las mujeres) o durante cincuenta y tres (en el caso de los hombres), siempre y cuando permanezcas inactivo, claro.

En realidad, podrías aguantar todavía un poco más, porque tenemos una tercera reserva de energía, a la cual es mejor no recurrir a no ser que nuestra vida dependa de ello. Se trata de nuestra reserva de proteínas. Un adulto sano de setenta kilogramos de peso tiene unos diez kilogramos de proteína en el cuerpo, de los que la mitad se puede descomponer en pequeños trozos llamados «aminoácidos», que se utilizan como combustible. Tu cuerpo prefiere no tocar esa reserva de energía porque las proteínas sirven para otras cosas. Por ejemplo, son un componente importante de los músculos, y participan también en la defensa contra agentes patógenos. Esto se ve claramente en los pacientes de anorexia nerviosa, una enfermedad por la que el paciente no come nada o prácticamente nada durante mucho tiempo. Un enfermo de anorexia tiene, además de muy poca grasa corporal, también poca masa muscular. En efecto, el cuerpo los descompone y transforma, en parte, en azúcares para obtener suficiente energía. Cuando la anorexia es extrema, el paciente enferma por los virus, bacterias y hongos más inofensivos, porque el sistema inmunológico ha perdido su resistencia contra ellos.

A la grasa le encanta el azúcar, y a nosotros también

Comer es una de las maneras más importantes de rellenar nuestras reservas de energía. Y es una suerte, porque a casi todas las personas les gusta comer. A nosotras también, de hecho. La comida que ingieres se compone de tres ladrillos diferentes: azúcares, grasas y proteínas. Antes de que el intestino pueda absorberlos deben ser descompuestos en trocitos más pequeños. Esto se consigue mediante enzimas digestivas, una especie de pequeñas cizallas que cortan los trozos grandes de alimentos en pequeños ladrillos.

Veamos primero con más atención el ladrillo «azúcar». La palabra «azúcar» se utiliza a menudo para referirse a carbohidratos compuestos de uno o dos ladrillos, los «carbohidratos simples». La mayor parte de los azúcares se componen de glucosa, fructosa o una combinación de ambas. La fructosa se encuentra de forma natural en alimentos como frutas y miel, y por eso se le llama también el «azúcar de la fruta». Como la fructosa es muy dulce, se utiliza como edulcorante en todo tipo de productos, como galletas, chocolate y caramelos. Además, existen otros carbohidratos que se componen de cadenas largas de glucosa, como la fécula. Este tipo de carbohidratos se encuentra en el pan, las patatas y la pasta, entre otros. Algunos tipos de carbohidratos se conocen como «carbohidratos complejos». Se diferencian en que contienen fibra, y se encuentran en las verduras, en el pan, la pasta y el arroz integrales, en las lentejas y otras legumbres, en las frutas, las nueces y las semillas. Estos son los carbohidratos saludables.

La glucosa y la fructosa (los carbohidratos simples) son absorbidos directamente por el intestino sin problema. Los carbohidratos complejos tienen que ser «cortados» en azúcares simples antes de poder ser absorbidos por el intestino. Cuanto más complicada sea la estructura de los carbohidratos complejos (por ejemplo, porque tengan muchas ramas laterales), más tiempo y más esfuerzo cuesta cortarlos en trocitos. Después de comer un alimento con muchos carbohidratos simples, es decir, con azúcares sueltos, el nivel de glucosa en sangre sube rápidamente, mientras que después de una comida con carbohidratos complejos lo hará mucho más despacio (*véase* recuadro 2). No es raro que, cuando se tiene hambre, se sienta el impulso de comer un alimento que produzca una subida rápida del nivel de glucosa en sangre, como un trozo de chocolate. Es porque la sensación de energía en el cuerpo es inmediata.

Cuando se come algo dulce, el nivel de glucosa en sangre sube, después de más o menos tiempo. Es una señal para que el páncreas libere una hormona importante: la insulina. La insulina es una especie de guía que indica su lugar a toda la glucosa que aparece en la sangre. Lo hace abriendo una portezuela en diversas células corporales, para que la glucosa pueda entrar en ellas. Estas células podrán utilizarla luego

RECUADRO 2. ¿Qué son los carbohidratos simples y los carbohidratos complejos?

Los carbohidratos simples y los complejos se diferencian no solo en cómo están formados, sino también en los efectos que tienen sobre nuestro cuerpo, efectos que se resumen en la siguiente tabla:

	Carbohidratos simples	Carbohidratos complejos
Tipos de alimentos	Pan blanco, arroz blanco, patatas fritas, golosinas	Pan, arroz y pasta integrales, verduras, legumbres
Efectos en el cuerpo	Rápida subida del nivel de glucosa en sangre, que produce pronto una sensación de energía	Subida más lenta y menos alta del nivel de glucosa. La sensación de energía se produce más tarde
Efectos en la insulina	Rápida subida y pico alto del nivel de insulina. Por ello, bajada rápida del nivel de glucosa y sensación de cansancio	Subida más lenta y pico más bajo del nivel de insulina. El nivel de glucosa se mantiene alto más tiempo y la sensación de energía dura más

como combustible. Y los músculos y el hígado son capaces de convertir la glucosa en glicógeno, para que se pueda llenar la reserva de azúcar. Pero ¡la insulina hace mucho más! Cuando se libera en la sangre más glucosa de la que puede ser directamente utilizada o convertida en glicógeno, se produce un «excedente» que nuestra grasa corporal se ocupa de absorber y de transformar en triglicéridos, es decir, en grasa.

Por tanto, un exceso prolongado de alimentos ricos en azúcares o féculas (ya sean refrescos, galletas, arroz blanco o patatas) puede terminar engordando. Esto no quiere decir que debas eliminar del todo los carbohidratos de tu dieta. Necesitamos los carbohidratos como combustible para el cerebro y para acumular reservas de glicógeno. Además, la fibra es importante para nuestros intestinos y las personas que comen mucha fibra tienen menos probabilidades de padecer diabetes y enfermedades cardiovasculares. Pero ¡todo en su justa medida!

Y esto es lo que resulta tan difícil hoy en día. Que el azúcar está presente en las golosinas, los bizcochos y otros dulces, ya lo sabemos. Pero ¿sabías que también se encuentra en muchos alimentos procesados? Como en las sopas de sobre, el pan, la salsa de tomate e incluso en los fiambres. Es lo que llamamos «azúcares ocultos». Los fabricantes parecen citarlos con seudónimos en las etiquetas. En el caso del «azúcar avainillado», vemos claramente que se trata de azúcar, pero ¿qué pensar de «mascabado», «demerara» o «panela»? Parecen nombres de danzas exóticas. Pero no, se trata de otras palabras para decir azúcar. Es lo que podríamos llamar una «dulce sorpresa». ¿Por qué añaden los fabricantes azúcar a todo? Pues porque tenemos una preferencia innata por el dulce. Por ejemplo, la leche materna es exquisitamente dulce. Cuando se añade azúcar a los productos, nos parecen más ricos y seguimos comiéndolos y comprándolos. Los fabricantes saben muy bien que los productos sin azúcar nos resultan menos sabrosos.

¿Por qué nos ponemos de mal humor cuando tenemos hambre?

Tal vez te suene la siguiente situación. Un día, Miranda sale hambrienta de su trabajo. Se ha comido un sándwich a las once y media, luego ha pasado toda la tarde de reunión en reunión, y no ha conseguido tomarse ni siquiera una manzana, como hace habitualmente. Cuando llega a casa a las seis y media, Patrick, su marido, se da cuenta de que Miranda se irrita demasiado porque ha dejado sus zapatos tirados por el suelo y que masculla comentarios airados. Sus manos tiemblan levemente. Patrick se ofrece para ponerse a cocinar inmediatamente. Miranda estalla cuando, más tarde, entra en la cocina y ve que su marido está preparando un *risotto* con muslos de pollo en lugar del plato que ella había previsto (arroz basmati con verduras y filete de pollo), y que falta todavía un buen rato para que esté listo. Le grita que tenía que haber consultado con ella lo que iba a cocinar. Y que cómo se le ocurre preparar algo que va a tardar tres cuartos de hora, en lugar de esa comida rápida que tanto le apetece. Agarra una bolsa de pan de gamba y un plátano y desaparece corriendo hacia la planta alta. Se deja caer en la cama y engulle sus tentempiés. Después de un rato se encuentra mejor: sus manos ya no tiemblan y se siente más tranquila. Poco a poco se da cuenta de que su reacción ha sido exagerada. Baja a la cocina y le pide perdón a Patrick. Este sonríe. La conoce desde hace tiempo y había visto llegar la tempestad. Le sirve tranquilamente un muslo de pollo tibio.

El idioma inglés tiene una bonita palabra para este fenómeno: «hanger», una combinación de *hunger* (hambre) y *anger* (enfado). ¿Existe realmente? ¿O no es más que una excusa inventada para justificar un comportamiento impertinente y arrebatos emocionales que se dan sobre todo —ejem— en las mujeres? No. Sí que existe una base científica para el *hanger*. Cuando se lleva tiempo sin comer, el nivel de glucosa en sangre baja. Como reacción, se liberan en el cuerpo todo tipo de hormonas que aseguran que ese nivel vuelva a subir. Esto es muy importante para el cerebro, cuyo combustible principal es la glucosa. El cerebro puede llegar a resultar dañado si el nivel de glucosa en sangre es demasiado bajo. Dos de las hormonas que hacen subir el nivel de glucosa en sangre son la adrenalina y el cortisol, que influyen a su vez en el cerebro. Estas hormonas son responsables de la producción, en el cerebro, de proteínas de señalización (neuropéptidos), pequeñas «proteínas mensajeras» que transmiten señales. Y la casualidad quiere que dichos neuropéptidos (como, por ejemplo, el neuropéptido Y) activen también en el cerebro una sensación de enfado, irritación y comportamiento impulsivo. Luego no resulta extraño que las personas con hambre reaccionen a veces de manera irritada. Y, por supuesto, que tomen decisiones más impulsivas. Por tanto, tal vez·sea más prudente que, en lo sucesivo, no te pongas a comprar por Internet ni le pidas un aumento de sueldo a tu jefe cuando tienes hambre...

La mejor manera de evitar esa hipoglucemia que te vuelve irritable es comer productos saludables y saciantes:

RECUADRO 3. La fruta, ¡mejor comida que bebida!

¿Tienes un bajón de azúcar y estás a punto de tomarte un zumo de fruta recién exprimida? Mejor que no hagas de ello un hábito diario, porque no es tan sano como crees. Los alimentos líquidos (como el zumo de naranja) tardan unos diez minutos en ser canalizados del estómago al duodeno, mientras que los alimentos sólidos (como una naranja) tardan alrededor de una hora. Además, los alimentos sólidos sacian bastante más. Con un zumo de frutas ingieres, por tanto, una gran cantidad de azúcares muy deprisa. De hecho, un vaso de zumo de naranja fresco contiene la misma cantidad de fructosa que tres o cuatro naranjas. Si comes toda esa fruta (y normalmente tomas una o dos piezas, y no cuatro) ingieres también todo tipo de nutrientes y, sobre todo, fibra, para cuya combustión tu cuerpo utiliza energía, y te asegura al mismo tiempo que la liberación de la fructosa sea más gradual y te evita la tan desagradable hipoglucemia.

Si estás enganchado a los *smoothies*, añádeles un plátano o yogur griego. Con esto consigues que su estructura sea más espesa, por lo que la bebida permanece más tiempo en el estómago y en el duodeno y, así, tu cuerpo tiene más tiempo para elaborar las hormonas de la saciedad. Además, las proteínas del yogur son muy saciantes y aportan relativamente pocas calorías.

> El líder absoluto de los productos con los que ingieres la mayor cantidad de calorías en el menor tiempo posible es la leche chocolateada, debido a la combinación de su estructura líquida con las grasas y los azúcares de alto valor calórico que contiene.

carbohidratos complejos, proteínas y grasas insaturadas, como productos integrales, verduras y frutas frescas, un puñado de nueces sin salar y yogur. Es mejor olvidarse de las bebidas a base de fruta, muy ricas en azúcares (*véase* recuadro 3).

Otra manera de prevenir la hipoglucemia fue descubierta por el médico e investigador estadounidense Alpana Shukla del Comprehensive Weight Control Center de Nueva York. Lleva años investigando en profundidad la obesidad y la pérdida de peso, y ha estudiado recientemente si el orden en que se comen los componentes de la comida tiene algún efecto. ¿Y cuál es el resultado? Si se come en primer lugar los productos ricos en proteínas (como el huevo, el yogur o la leche) y solo después los carbohidratos (como el arroz o un sándwich), el nivel de glucosa en sangre después de la comida es más bajo que cuando se comen primero los carbohidratos. Un truco ingenioso para aquellos que padecen de diabetes y tienen que controlar mejor los niveles de glucosa, y para evitar sentirse *hangry* a lo largo del día.

La digestión de una comida grasa

Veamos ahora cómo digiere nuestro cuerpo las grasas de una comida. Como hemos dicho, las grasas se componen de paquetes de tres ácidos grasos cada uno. Una comida rica en grasas puede incluir muchos tipos de grasas, cuyas diferencias residen en el tipo de ácidos grasos de los triglicéridos. En primer lugar, los ácidos grasos tienen diferentes longitudes. Cuanto más largo sea el ácido graso, más energía libera al quemarse. Además, seguro que has oído hablar de los ácidos grasos «saturados» y los «insaturados». Estos se diferencian por su estructura química. Algunos tipos de pescados (como la caballa o verdel y el salmón) y nueces contienen mucha grasa insaturada. Esta se encuentra también en gran cantidad en alimentos grasos que a temperatura ambiente son blandos o líquidos (como productos líquidos para freír y asar). La grasa saturada se halla presente en muchos productos animales, como en la carne y en los quesos grasos. En general, se considera que la grasa insaturada es la «grasa sana» porque, si la incluyes en tu dieta, corres menos riesgo de padecer enfermedades cardiovasculares. Esta máxima no es válida para un tipo especial de grasas insaturadas, las llamadas «grasas trans», lo cual también tiene que ver con su estructura química: esta hace que el cuerpo las digiera con más dificultad. La grasa trans es todavía peor para la salud que la grasa saturada, porque aumenta el nivel en sangre del colesterol «malo» (colesterol LDL), y con ello el riesgo de enfermedades cardiovasculares. Las grasas trans se encuentran de forma natural en la leche y en la carne de vacas y ovejas, entre otros, y, por tanto, también en productos como el queso y en productos preparados como galletas y bizcochos. Cuando se comen alimentos grasos, sus grasas son «cortadas» en ácidos grasos libres (saturados e insaturados) en el intestino. Estos ácidos grasos sufren una adaptación importante antes de pasar a la sangre. En efecto, las grasas no son solubles en sangre. Piensa qué sucede cuando viertes un hilo de aceite de oliva en una olla de agua hirviendo con pasta: no se mezclan. Lo mismo ocurriría en la sangre si las grasas no estuviesen envueltas en «naves» especiales solubles en agua. Se trata de unas grandes bolas ricas en grasas que transportan por la sangre enormes cantidades de grasa, en forma de triglicéridos, para su suministro a los órganos.

La hormona insulina, que el páncreas suministra a la sangre después de comer por influencia de la subida del nivel de glucosa en sangre, se ocupa de la distribución por el cuerpo no solo de la glucosa, sino también de las grasas. Por influjo de la insulina se activa en diversos órganos determinada proteína capaz de «soltar» los ácidos grasos de esas bolas ricas en grasa en la sangre. Después, los ácidos grasos son absorbidos desde la sangre por un órgano. También nuestro tejido adiposo absorbe, de este modo, muchos ácidos grasos. Y, además, la insulina se ocupa una vez más de que en la grasa se descompongan menos grasas. ¿Consecuencia? ¡Más grasa almacenada!

Se puede considerar, por tanto, que la hormona insulina es un buen amigo de nuestro tejido adiposo y, desde el punto de vista evolutivo, una hormona de la supervivencia. Se sirve de muchos trucos para fomentar el almacenamiento de grasa. En parte por este motivo les resulta más difícil perder peso a las personas que deben inyectarse mucha insulina contra la diabetes. ¡La insulina retiene la grasa! Así que, cuando alguien que usa mucha insulina quiere perder grasa, le puede ser muy útil, antes de empezar con un cambio de estilo de vida (comer menos, moverse más), reducir esa cantidad de insulina. Pero, por supuesto, esto deberá hacerse bajo consejo médico.

¿Cuándo se tiene un volumen excesivo de grasa?

En la sociedad actual, en la que la comida —sobre todo la menos saludable— está siempre al alcance de la mano, el riesgo de desarrollar demasiada grasa corporal está continuamente al acecho. Pero ¿cuándo se tiene demasiada grasa corporal? Una manera fácil y rápida de determinarlo es calcular el índice de masa corporal (IMC) (*véase* recuadro 4). El IMC se deriva del índice de Quetelet, descrito por primera vez por el apasionado matemático y estadístico belga Adolphe Quetelet, que aspiraba a reflejar la mayor cantidad posible de aspectos del ser humano en modelos estadísticos. En 1832 estudió la razón media entre la altura y el peso de las personas y describió que el peso aumenta con la altura al cuadrado

RECUADRO 4. ¿Qué son el sobrepeso y la obesidad?

«Obesidad» proviene del latín *obesitas, -ātis* my significa literalmente «cualidad de sobrepeso» (de *ob* = sobre y *esus* = comido). Este término fue descrito por primera vez en la literatura en 1611. El sobrepeso y la obesidad se determinan mediante la razón entre la altura y el peso, conocida como «índice de masa corporal» (IMC). El IMC se calcula como el peso (en kilogramos) / altura × altura (en metros) y se expresa en kg/m^2. Se distinguen las siguientes categorías (tanto para hombres como para mujeres):

- IMC < 18,5 = bajo peso
- IMC 18,5 a 25 = peso saludable
- IMC 25 a 30 = sobrepeso
- IMC > 30 = obesidad
- IMC > 40 = obesidad mórbida (severa)
- IMC > 50 = obesidad extrema

También se pueden distinguir categorías por la circunferencia abdominal. En el caso de los hombres, se trata de sobrepeso cuando la circunferencia abdominal tiene más de 94 cm y de obesidad cuando tiene más de 102 cm. En el caso de las mujeres, cuando la circunferencia es mayor de 80 cm (sobrepeso) y 88 cm (obesidad).

(IMC = peso/altura^2, expresándose el peso en kilogramos y la altura en metros). Cuando, en el siglo XX, se empezó a considerar cada vez más que el sobrepeso era un problema médico, se definieron los valores normales del IMC a partir de grandes estudios.

Se estima que un peso sano es el que da un IMC de entre 18,5 y 25. Cuando el IMC se encuentra entre 25 y 30 se habla de sobrepeso; si está por encima de 30, de obesidad o sobrepeso severo, y por encima de 40, de obesidad mórbida. El IMC es una medida útil para calcular rápidamente si alguien está en la «zona segura», pero a veces engaña: por ejemplo, en el caso de las personas que practican culturismo y tienen mucha masa muscular. Como los músculos pesan más que la grasa, pueden tener un IMC alto aunque su cantidad de grasa corporal sea la adecuada. Por eso, es mejor determinar el porcentaje de grasa corporal, que se puede medir con un escáner específico, con básculas especiales o midiendo los pliegues cutáneos. En general, el porcentaje de grasa es demasiado alto cuando representa más del 20 por ciento del peso en hombres y cuando sobrepasa el 30 por ciento en las mujeres. ¡Y no, no ha sido una mujer la que ha definido estos valores límite y por eso son menos estrictos para las mujeres! Las hormonas femeninas desempeñan un papel importante en esta diferencia.

Pero tampoco el porcentaje de grasa es completamente satisfactorio, porque no dice nada de la *localización* del exceso de grasa. La grasa corporal del abdomen, la que rodea los órganos, es más nociva que la grasa corporal subcutánea.

La grasa corporal, órgano primordial de almacenamiento

Para hacernos una idea, podemos medir la circunferencia abdominal: para los hombres, una medida sana es de entre 74 y 94 centímetros y, para las mujeres, de entre 68 y 80 centímetros. Desgraciadamente, esto es algo que no se hace todavía habitualmente en las consultas, y por eso seguimos utilizando (los médicos, los enfermeros y también el Ministerio de Sanidad) el IMC como medida del sobrepeso. Si tomamos el IMC como punto de partida, en 2017 casi la mitad (el 49 por ciento) de los adultos de los Países Bajos tenía sobrepeso. Y un 14 por ciento, obesidad.[2] En los Estados Unidos, estas cifras son todavía más altas, y el pronóstico es que allí, en 2020, el 80 por ciento de los hombres y el 70 por ciento de las mujeres tendrán sobrepeso.

El sobrepeso, consecuencia de un balance energético positivo

El sobrepeso conlleva diversos riesgos para la salud. Por eso, actualmente se destina mucho dinero a la investigación de nuevas formas (como medicamentos) de luchar contra el sobrepeso. Hablaremos de ello con más profundidad en el capítulo 10. Pero antes de abordar de manera eficaz el sobrepeso tenemos que entender cómo se produce. A primera

2. En España, según la *Encuesta Nacional de Salud* del año 2017 del Ministerio de Sanidad, Consumo y Bienestar social, las cifras son de 37,07 % de sobrepeso y 17,43 % de obesidad. (*N. de la T.*)

vista, parece muy sencillo. Cuando durante un periodo prolongado entra más combustible del que se quema, se termina desarrollando sobrepeso, aunque el aumento de peso sea
muy gradual (por ejemplo, tomar solo una galleta de más
durante años puede terminar produciendo sobrepeso).
Pero, desgraciadamente, no es tan sencillo. Existen muchos
otros factores que intervienen en que engordemos o en que
no podamos perder peso. Porque ¿cómo es que algunas personas parecen engordar mucho más rápido que otras? ¿Quién
no tiene un amigo o una amiga que está siempre a dieta, pero
nunca consigue adelgazar? Y ¿cómo puede ser que algunas
personas parecen poder comer de todo y, aunque apenas si
hacen deporte, se mantienen delgadas como una tabla? Que
quede claro: la aparición del sobrepeso es muy compleja.
Como veremos en diferentes capítulos a lo largo de este libro,
numerosos factores influyen en nuestra grasa corporal. No
solo la insulina, sino también otros tipos de hormonas, como
la hormona tiroidea, el cortisol (hormona del estrés) y hormonas sexuales como el estrógeno y la testosterona. Y estas
son solo un puñado de las hormonas que pueden influir en
nuestra grasa.

También el cerebro influye en la grasa. Nuestro cerebro,
que forma multitud de conexiones con el resto de nuestro
cuerpo para que podamos hablar, masticar, montar en bicicleta, reír y llorar, y que determina nuestro estado de
ánimo: ese cerebro tiene también, literalmente, línea di-

recta con nuestra grasa. En efecto, hay vías nerviosas del cerebro que están en conexión con la grasa corporal. El cerebro tiene áreas especiales para registrar si el resto del cuerpo necesita más combustible. Cuando es así, se dirige directamente a la grasa para asegurar que esta libere ácidos grasos en la sangre. El cerebro también puede hacer que sientas más hambre cuando te queda poco combustible en el cuerpo. Algunas personas tienen estas áreas cerebrales dañadas, a consecuencia de lo cual el tejido adiposo acumula todos los triglicéridos posibles, por lo que apenas si se utiliza la grasa; una lesión puede también ocasionar una sensación de hambre extrema continua. Inevitablemente, estos daños terminarán generando sobrepeso. La aparición del sobrepeso no es siempre, al contrario de lo que piensan algunos, la consecuencia directa de comer demasiado o de hacer poco ejercicio. Pero, por desgracia, el estigma de que el sobrepeso siempre es culpa de quien lo padece y, por tanto, una señal de «debilidad» por haberse dejado llevar hasta el punto de engordar tanto, sigue estando vigente.

¿De qué se compone un patrón alimentario saludable?

Carbohidratos, proteínas, grasas: sobre ningún otro tema se ha escrito tanto, estos últimos años, como sobre «dietas eficaces» y «patrones alimentarios saludables». Entonces

¿tenemos que comer mucha grasa y pocos carbohidratos? ¿O muchos carbohidratos y poca grasa? Todos nos sentimos un poco perdidos. Hagamos un poco de memoria: en las décadas de 1970 y 1980, los gobiernos difundieron masivamente el mensaje de evitar en lo posible las grasas. Se consideraba que el consumo excesivo de grasas era el culpable del sobrepeso, la diabetes y el cáncer. Estos últimos años han visto surgir una tendencia diferente: los grandes culpables no serían ya las grasas, sino los carbohidratos. Así que se difunde la consigna de eliminar los carbohidratos de la dieta. ¿Cómo saber si lo estás haciendo bien?

Empecemos por la conclusión, algo insatisfactoria: no existe una dieta óptima para todo el mundo. Porque cada persona es diferente. Seguramente, en el futuro iremos hacia una «dieta a medida», en la cual se podrán ajustar a ti, como individuo, todas las cantidades y todos los tipos de grasas, carbohidratos y proteínas. ¡Teniendo en cuenta incluso tu genotipo! Pero todavía no hemos llegado tan lejos. Vemos personas que predican, casi como si de una religión se tratase, determinada dieta que a ellas, o a su vecina, les ha funcionado, convencidas de que esa dieta le servirá a todo el mundo. En la práctica, algunas personas sí se beneficiarán de ella, pero otras, por desgracia, en absoluto.

Unos investigadores norteamericanos de la Universidad de Stanford publicaron recientemente una importante investigación científica sobre alimentación que nos proporciona más perspectivas sobre este tema. Dividieron, al azar, a 609 hombres y mujeres con sobrepeso u obesidad, pero sin diabetes, entre un grupo que iba a seguir una dieta con pocos carbohidratos y otro grupo que iba a seguir una dieta con pocas grasas. Ambas dietas se basaban en mucha verdura y productos no procesados. Los participantes tuvieron, a lo largo de doce meses, veintidós sesiones de grupo en las que se prestaba atención a la dieta indicada, a la actividad física, al bienestar emocional y al cambio de hábitos. Al final, resultó que no había realmente ninguna diferencia en la pérdida de peso: tanto el grupo de la dieta baja en carbohidratos como el grupo de la dieta baja en grasas perdió, de media, de cinco a seis kilogramos. Lo llamativo fueron las diferencias individuales. En ambos grupos algunas personas perdieron treinta kilogramos, ¡mientras que otras engordaron diez! En este tipo de estudios se ve que, bajando al detalle, no es tan importante qué dieta sigas, siempre y cuando el patrón alimentario de base sea saludable. El patrón alimentario de ambos grupos se componía, en efecto, de todas las verduras posibles y de la menor cantidad posible de azúcares añadidos, de productos con harinas refinadas y grasas trans y de alimentos procesados.

Es cierto, sin embargo, que cuando se padece determinada enfermedad, algunos patrones alimentarios específicos sí pueden ser más favorables. Alguien con diabetes o un estadio inicial de diabetes (es decir, con un metabolismo de los carbohidratos menos eficaz) puede beneficiarse, por su dificultad en procesar los carbohidratos, de un patrón alimentario compuesto de relativamente pocos carbohidratos y complementado con grasas y proteínas, entre otros. Pero como hemos dicho antes: el tipo de grasas que comes también tiene su importancia. Las grasas saturadas pueden subir el nivel del colesterol LDL, lo que puede, a su vez, aumentar el riesgo de enfermedades cardiovasculares. Por eso se aconseja sustituir los productos que contienen muchas grasas saturadas por productos con muchas grasas insaturadas. El consejo general de la autoridad alimentaria de los Países Bajos[3] es, por tanto: mantén un patrón alimentario saludable, suficientemente variado. Como orientación más detallada: ingiere cada día 250 gramos de verdura y 200 gramos de fruta, así como grasas, de las cuales la mayor cantidad posible sea de grasas insaturadas y la menor cantidad posible de grasas trans. Come, por lo menos una vez a la semana, pescado graso (por ejemplo, caballa o verdel, o salmón) y no más de 500 gramos de carne a la semana, de los cuales como máximo 300 gramos de carne roja. Intenta ingerir cada día un puñado de nueces no saladas o legumbres. Come o bebe cada día productos lácteos, que contienen proteínas y otros valiosos nutrientes. Consume, preferentemente, las versiones integrales del pan, del arroz o de la pasta. Y, en cuanto a los líquidos: intenta limitar en todo lo posible la cantidad de vasos de bebidas con alto contenido en azúcares (incluidas las bebidas *light*) y bebe agua en

3. Las recomendaciones del Ministerio de Sanidad, Consumo y Bienestar social de España son muy similares. Se pueden consultar en: <http://www.estilosdevidasaludable.mscbs.gob.es/alimentacionSaludable/queSabemos/enLaPractica/tablaPlanificacion/recomendaciones/home.htm>. (*N. de la T.*)

abundancia, así como té o café sin azúcar. Sé parsimonioso con las bebidas alcohólicas. Y si, además, no ingieres de forma estructural más calorías de las que quemas, es muy probable que estas pautas tengan efectos beneficiosos sobre tu peso y tu metabolismo.

3

La grasa, fábrica de hormonas

La niña que siempre tiene hambre: la historia de Karin

Karin es una niña alegre de seis años que forma, junto a su hermana y sus padres Ilonka y Kevin, una familia feliz. Le gusta mucho jugar, también al aire libre. Aparentemente, una familia como tantas otras. Pero las apariencias engañan. Karin es la única de su familia que está demasiado gorda. Pesa cuarenta kilogramos (cuando un niño de seis años pesa habitualmente la mitad), y siempre tiene hambre. Muy poco tiempo después de su nacimiento, su madre, Ilonka, se dio cuenta de que algo le pasaba a su hija:

«De bebé, Karin lloraba mucho, sin motivo aparente. Solo se callaba cuando acababa de comer algo. Pero, poco después, empezaba otra vez a llorar. Estábamos desesperados. Por mucho que intentáramos no darle demasiada comida, Karin engordaba rápidamente. A veces ¡hasta cuatro kilogramos en un mes! En nuestro entorno, nos decían a menudo que era la imagen misma de la «prosperidad holandesa». Llegó un día en el que ya no podía escuchar más esa expresión. Yo sentía que algo iba mal con Karin. ¿Cómo es posible engordar tanto y tan rápido,

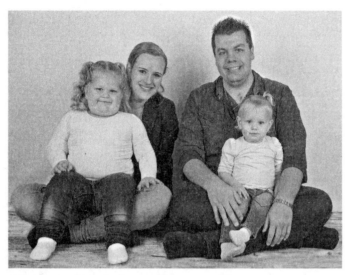

A la izquierda en la fotografía aparece Karin con cuatro años de edad. Siempre tiene hambre y sigue engordando.

con la poca cantidad de comida que le dábamos? En un momento determinado, llegué a ir cada semana al consultorio. ¡Tenía miedo de que explotara! Llevaba un diario en el que anotaba con toda precisión todo lo que comía y cuándo».

Cuanto Karin tenía medio año, Ilonka mostró el diario a los médicos. Estos se alarmaron tanto por su peso, que la derivaron a un hospital universitario.

«Confiaba en que allí encontrarían una explicación. Y mejor aún: ¡que hubiese un tratamiento para Karin! Desgraciadamente, no fue tan sencillo. A Karin le practicaron primero las pruebas de las causas más habituales de obesidad en niños, como una glándula tiroides poco activa. Resultó que esa no era la causa. Después se estudió material genético de Karin, para buscar motivos menos frecuentes de obesidad. De nuevo, no se halló nada. Empezaba a impacientarme: Karin tenía ya un año y medio y pesaba veintiséis kilos. Y eso que seguía una dieta establecida por un dietista. Consistía en una cantidad limitada de calorías que Karin tomaba en pequeñas porciones, cada dos o tres horas».

Ilonka cumplía a rajatabla la dieta. Pero sin resultado. En esa época tuvieron muchos quebraderos de cabeza con Karin. «Justo después de comer Karin estaba contenta, pero después venían los berrinches. ¡Karin quería comer más! ¡Me resultaba tan difícil! Si no le daba nada, era por su propio bien, pero mi corazón de madre me decía a veces lo contrario. Además, yo también lo pasaba cada vez peor. Cuando paseaba con ella por la calle tenía que enfrentarme todos los días a las miradas de los curiosos. ¡Y sabía lo que pensaban! A veces, hasta lo decían en voz alta. Incluso un día, mientras Karin comía un trozo de pepino, oí a alguien que mascullaba "¡Venga, vamos, ceba a esa niña!". O la gente susurraba que yo debía de ser una mala madre y que habría que avisar a los servicios de protección a la infancia. Es increíble lo que la gente es capaz de decir. Al principio me defendía, pero llegó un momento en que ya no tenía ánimo. Así que pasé un largo periodo sin salir prácticamente de casa. Incluso llegué a dudar de mí misma: ¿de verdad no era culpa mía?»

Cuando Karin tenía dos años ingresó en el hospital: iban a examinarla para ver si sufría ya alguna consecuencia de la obesidad. Afortunadamente, resultó que no tenía diabetes, pero sí se vio un cúmulo de grasa en el hígado. También tenía un nivel de colesterol en sangre demasiado elevado.

«Eso nos motivó todavía más para luchar por la salud de Karin, pero eso implicaba sobre todo mantenerla alejada de la comida. Nos volvimos cada vez más ingeniosos para dejarle claro a Karin cuándo y qué podía comer. Por ejemplo, hicimos un reloj en el que pusimos pictogramas del alimento que podía tomar, como fruta o un sándwich, en las horas correspondientes. Eso la tranquilizaba un poco. Y, entretanto, proseguían los estudios para buscar una posible causa del problema. Y un día, cuando Karin tenía ya dos años y medio, recibimos la llamada que tanto ansiábamos. Habían encontrado la respuesta: a Karin le faltaba el receptor de la hormona leptina, por lo que su cerebro enviaba la señal de hambre de manera continua.»

El descubrimiento de la leptina, hormona de la grasa

Resultó que la obesidad extrema de Karin, que había trastocado su vida y la de toda su familia, era consecuencia de un único «fallo» en su material genético, en su ADN. Es lo que se denomina una obesidad monogénica. Nuestro ADN contiene el código de todas las proteínas que fabrica el cuerpo humano, como las proteínas que forman los músculos o los ojos. Los fallos en el ADN pueden producir proteínas deformes y, por tanto, enfermedades, como determinadas enfermedades musculares. El defecto en el ADN de Karin se encontraba precisamente en el lugar (llamado «gen») donde se fabrica normalmente la proteína para el receptor de la hormona leptina. Ahora bien, no pienses que todo el mundo que tiene mucho apetito es porque padece un defecto en ese mismo gen. Esta anomalía es tan poco frecuente que, de hecho, solo se conocen seis niños en los Países Bajos que tengan un defecto en ese gen. En todo el mundo, el número de pacientes con una mutación en el receptor de la leptina cuyo caso ha sido publicado es de 88, de los cuales 21 son europeos. Junto con los investigadores de la obesidad Lotte Kleinendorst y Ozair Abawi, hemos estudiado recientemente a más de 77.000 europeos, estimando que en Europa debe de haber por lo menos 998 pacientes con algún defecto en el receptor de la leptina. Lo cual significa que no se llega nunca a diagnosticar a la mayor parte de los pacientes con dichos defectos.

Y, aunque sea rara, esta anomalía y sus consecuencias nos han enseñado mucho sobre el funcionamiento de nuestra grasa, incluso hemos llegado a nuevos y revolucionarios descubrimientos. En el caso de Karin, la mutación no es causa únicamente de un mayor apetito, sino también de un metabolismo basal más bajo. Una combinación que resulta en una situación muy complicada, ya que Karin padece un hambre extrema, pero debe ingerir menos calorías que la media.

El largo camino de la investigación que precedió a estos descubrimientos es tan interesante que nos gustaría explicarlo con más detalle.

Para ello, tenemos que volver a la década de 1940. En un gran laboratorio del pequeño pueblo de Bar Harbor, en los Estados Unidos, un grupo de científicos criaba en aquella época ratones para experimentos. Estos ratones eran genéticamente idénticos y tenían, por tanto, el mismo ADN: igual que los gemelos univitelinos. De este modo, en un experimento médico (por ejemplo, el ensayo de un medicamento), los ratones reaccionan prácticamente del mismo modo. Si se ven diferencias en los resultados de los ensayos, se puede demostrar fácilmente, por tanto, los efectos del medicamento estudiado.

En el verano de 1949 los trabajadores del laboratorio observaron algo extraño. Había nacido una camada de ratones que, desde muy jóvenes, mostraban una capa de grasa mucho más espesa que la de los demás. Tras más estudios, se vio que estos ratones se movían mucho menos y comían más, mucho más que sus congéneres delgados. De hecho, uno de los ratones tenía tanta hambre que se pasaba el día tumbado en su jaula, con la cabeza en el comedero, para poder estar comiendo todo el día. ¡Sucedía algo extraño! Los trabajadores del laboratorio pensaron que debía de haberse producido un error en el material genético de estos ratones, y decidieron comparar el material genético de los ratones gordos con el de sus padres delgados. Y, efectivamente, resultó que el de los ratones gordos no coincidía con el de los delgados en un único lugar. Allí se había colado un error, al que se le dio el nombre de *Ob*, de «obesidad», y que llegó a ser de interés superlativo para el estudio de la obesidad. Hasta entonces (y nos encontramos ya a principios de la década de 1950), se sabía poco de las causas de la obesidad. ¿Podría este error resolver alguno de los misterios? Los investigadores no cabían en sí de emoción. Acababan de descubrir que una zona del cerebro muy interesante (el hipotálamo, del que hablaremos con más profundidad en el capítulo 5) parecía ser el responsable de la sensación de saciedad después de una comida. Cuando esa zona del cerebro estaba dañada, los ratones desarrollaban obesidad, porque no llegaban nunca a saciarse y, por tanto, tenían siempre hambre. En aquella época, los investigadores ingleses Kennedy y Hervey mantenían la hipótesis de que el tejido adiposo producía tal vez una hormona (*véase* recuadro 5) que se liberaba a la sangre y que producía, mediante una conexión con el centro de saciedad del cerebro, la sensación de saciedad. Se trataba de una teoría muy avanzada, ya que hasta entonces se había pensado siempre que nuestra grasa corporal no hacía nada más que almacenar grasa. ¿Estaría relacionado el descubrimiento del gen de la obesidad con este otro descubrimiento? Valía la pena investigarlo más a fondo. Cuanto más cuando, poco después, en ese mismo laboratorio de Bar Harbor nació una camada más de ratones que

RECUADRO 5. ¿Qué es una hormona?

Una hormona es una sustancia que una glándula hormonal libera a la sangre y que produce efectos a distancia. Lo hace uniéndose a los órganos objetivo mediante los llamados «receptores hormonales». Esto desencadena diversas reacciones en el órgano, como el aumento de la combustión de grasa. Una hormona coincide con su receptor como una llave con su cerradura. Las hormonas son producidas por varias glándulas del cuerpo humano, como la tiroides, las suprarrenales y la hipófisis. Un ejemplo de hormona es la hormona tiroidea. Pero también otros órganos producen y liberan hormonas, como, por ejemplo, el corazón y... ¡nuestra grasa corporal!

desde muy jóvenes eran obesos y tenían mucha hambre. La diferencia con la cepa de los ratones *Ob* era que estos ratones desarrollaron diabetes desde jóvenes. Por ello se llamó al gen en el que se encontraba el error en el ADN *Db* (de diabetes).

Estamos ya a finales de la década de 1960: se empieza entonces a investigar con más profundidad qué hacen exactamente los genes *Ob* y *Db*. Como no existían muchas de las técnicas modernas de las que disponemos actualmente, se tuvo que idear un ingenioso experimento para averiguar qué efectos producían los errores en los genes *Ob* y *Db*. Así que se realizó el siguiente experimento, algo lúgubre. En primer lugar, se unieron entre sí las circulaciones sanguíneas de dos ratones, uno «normal» y otro de la cepa *Ob* (ratón *Ob*). Esta drástica relación entre dos seres vivos se llama parabiosis: ambos organismos comparten por completo su circulación sanguínea, como los gemelos siameses. Lo que pasó después fue fascinante. El ratón *Ob* empezó a comer cada vez menos y a perder peso ¡hasta quedar tan delgado como el ratón normal al que estaba unido!

De este experimento se pueden sacar varias conclusiones. La primera: aparentemente, el ratón *Ob* carecía de alguna sustancia en sangre que produjera la sensación de saciedad, y la obtuvo cuando su circulación sanguínea se saturó con la del ratón normal; así que el ratón normal sí producía dicha sustancia y se la transfería al ratón *Ob* a través de la sangre. Por eso adelgazó tanto el ratón *Ob*. Y la segunda conclusión fue que el ratón *Ob* no producía ninguna sustancia que fuese dañina para el ratón normal.

Se realizó un segundo experimento, en el que la circulación sanguínea de un ratón de la cepa *Db* (ratón *Db*) se unió a la de un ratón normal. ¡Entonces sucedió algo muy diferente! El ratón normal perdió peso rápidamente y murió en un plazo de cincuenta días, por desnutrición. Explicaremos ahora el motivo. De hecho, al ratón *Db* no le ocurrió nada: no perdió peso y siguió comiendo mucho. Esto sugería que el ratón *Db*, al contrario que el ratón *Ob*, era resistente a la sustancia misteriosa que tenía la sangre del ratón normal.

Finalmente, no fue hasta 1994 cuando quedó claro qué sustancia era y en dónde se producía en el ratón normal. Se trataba de una hormona que producía la grasa del ratón normal en grandes cantidades y que la grasa del ratón *Ob* no producía en absoluto, por lo que carecía de ella. Los experimentos posteriores mostraron que cuando se inyectaba la hormona en ratones *Ob*, estos reducían su ingesta de alimentos y tenían menos grasa corporal. La hormona recibió el nombre de «leptina», del griego *leptos*, que quiere decir «delgado». Así se descubrió la primera hormona que produce nuestra grasa corporal.

Pero, entonces, ¿qué hace el fragmento de ADN que contiene el código del gen *Db*? Pues forma el código para la producción del receptor de la leptina. Como ya se ha dicho, cada hormona solo puede ejercer su función cuando se une a su receptor (*véase* recuadro 5). Al igual que la puerta de tu casa solo se abre cuando introduces la llave en la cerradura. Lo mismo ocurre con la leptina. Este receptor de la leptina se encuentra en varias partes del cuerpo, entre otras en el centro de saciedad del cerebro. El ratón *Db* no tenía ningún problema con la producción de leptina, sino un receptor defectuoso. Por eso su leptina no producía el efecto saciante. Esto explica por qué, en el experimento en el que se unió el ratón *Db* con el ratón normal (el que tenía un receptor que sí funcionaba), este último falleció al poco tiempo de esa unión. La enorme cantidad de leptina en sangre del ratón *Db* reducía el apetito del ratón normal hasta tal punto que murió de hambre. Así que ya lo ves: una mirada crítica en un criadero de ratones puede llegar a proporcionar explicaciones muy importantes. En este caso, hasta descubrimientos innovadores para la investigación de la obesidad: la leptina resultó ser un factor determinante para la sensación de saciedad.

La leptina en las personas

Tras el experimento con ratones la pregunta fue, naturalmente, qué podía significar el resultado de la investigación para las personas. Poco después del descubrimiento de la leptina se reconoció a dos niños pakistaníes de una misma familia que padecían obesidad extrema; al igual que Karin y los ratones obesos, sufrían desde muy pequeños de un hambre insaciable y un sobrepeso grave. Resultó que tenían unos niveles tan bajos de leptina en sangre que casi no se podían ni medir. Y, como los ratones norteamericanos, mostraban también un error muy poco frecuente en el gen *Ob*.

Por eso su grasa no era capaz de producir leptina y por eso sus niveles de leptina en sangre eran tan bajos. Por fin tenían una explicación para el inmenso apetito que habían soportado durante años, y para su lucha en vano contra los kilos.

Fueron años emocionantes e inspiradores para los investigadores de la obesidad. Así, una de nosotras se encontraba, en 1998, como investigadora novel, en un congreso de la Asociación Norteamericana de la Diabetes en Chicago. Uno de los investigadores principales, el profesor Stephen O'Rahilly, de la Universidad de Cambridge, habló del déficit de leptina que se había descubierto en esos niños pakistaníes con obesidad extrema. El científico terminó con la noticia de que la mayor de estos dos hermanos, una niña de nueve años, estaba siendo tratada con leptina sintética. En esos momentos no podía decir nada sobre los resultados, pero su pícara sonrisa levantó grandes expectativas. Un estremecimiento recorrió la sala llena de investigadores esperanzados. ¿Se habría encontrado por fin la clave para esta rara forma de obesidad?

Un año más tarde llegó la respuesta redentora: ¡sí, el tratamiento con leptina funcionaba! O'Rahilly y su equipo de investigación publicaron en la influyente revista *The New England Journal of Medicine* que aquella niña de nueve años había perdido dieciséis kilogramos en un año, mientras que antes del tratamiento no había hecho más que ganar peso. Eran noticias revolucionarias en el mundo de la obesidad: no solo un ratón, sino también una persona con obesidad mórbida causada por un gen defectuoso podía ser tratada con éxito con la hormona leptina.

Otros pacientes tampoco se creían la suerte que tenían cuando se demostró la eficacia de la leptina. Poco después del inicio del tratamiento constataban ya grandes diferencias. Su hambre perpetua desaparecía, comían menos y los kilos desaparecían. Tras dos años estaban irreconocibles y tenían una constitución casi normal. Desde entonces, se han tratado con éxito en todo el mundo a una treintena de personas que no producen leptina (es decir, que sufren de un «déficit de leptina»). Estos pacientes han podido evitar una vida con obesidad y una muerte prematura por las complicaciones de la enfermedad.

En el caso de Karin, resultó que el problema era otro. Las pruebas genéticas mostraron que ella sí producía una cantidad normal de leptina, pero que, como en el caso del ratón *Db*, le faltaba el receptor de la leptina. Aunque los síntomas son prácticamente los mismos que en el caso del déficit de leptina (hambre y obesidad), hay, sin embargo, una diferencia importante. Su madre era bien consciente de ello. Al faltar el receptor de la leptina, el tratamiento con leptina sintética no tiene sentido. No hay receptor para ella. Desgraciadamente, para pacientes como Karin no existía todavía en los últimos años un tratamiento adecuado que no fuese intentar comer lo menos posible y luchar contra el hambre. Ahora sí hay nuevos medicamentos que pueden sortear el receptor de la leptina e inducir la sensación de saciedad a través de otro receptor. Los primeros resultados son prometedores. El futuro dirá si estas medicinas podrán ayudar a Karin.

Los últimos años no han estado exentos de altibajos: «Karin es una niña que sabe escuchar. Sabe muy bien qué puede y qué no puede comer. En las fiestas infantiles se toma obedientemente una manzana, mientras los otros niños dan cuenta de una bolsa de patatas fritas. Pero, de vez en cuando, sí que se enfada, cuando no le damos nada entre comida y comida. También nos enfrentamos a problemas prácticos en nuestra vida cotidiana. Tenemos que encargar los zapatos a medida para Karin, porque tiene los pies demasiado grandes. Tampoco le valen los abrigos normales: se los tengo que comprar un par de tallas más grandes y recortar luego las mangas. A Karin le gustaría ponerse vestiditos tan monos como los que lleva su hermana, pero no puede ser, porque tiene el abdomen demasiado abultado. Esto también ocasionó una vez una situación desagradable. Estábamos en un parque de atracciones, y Karin se metió, como tantos otros niños, en un cochecito. Cuando terminó el circuito, todos tenían que abandonar rápidamente el vehículo. Pero ¡Karin se había quedado encajada y no podía salir! Se me rompió el corazón. Afortunadamente, ha sido completamente aceptada en el colegio y tiene muchas amiguitas. Pero me preocupa lo que pueda pasar cuando empiece la secundaria. Espero de verdad que para entonces exista ya un tratamiento para ella, para que no tenga que luchar toda su vida contra la obesidad.»

La leptina como remedio último contra la obesidad

Resulta, pues, que la grasa produce la hormona leptina. Como cualquier hormona, la leptina se une a un receptor y, en el caso de la leptina, esto genera en el cerebro una sensación de saciedad. Lo que evita que sigas teniendo hambre después de una comida. Otras investigaciones han demostrado que la leptina también estimula la combustión de grasas en el cuerpo. Por eso se llama a menudo a la leptina «hormona antiobesidad». Pero esa no es la utilidad biológica de la leptina. No, la importancia mayor de la leptina es que se trata de la hormona que informa al organismo y, especialmente, al cerebro, de la cantidad de energía que tiene almacenada el cuerpo. Es, por tanto, una especie de medidor de grasa del cuerpo.

Se trata de un sistema muy ingenioso. Las células adiposas producen la leptina en proporción a la cantidad de grasa que tienen acumulada. De modo que, a mayor cantidad de grasa, mayor es la producción de leptina y su liberación en sangre. Una persona con más grasa tiene, por tanto, niveles de leptina en sangre más altos. Este medidor de grasa es importante, porque en caso de un reducido acopio de grasa (y, por tanto, de una menor cantidad de leptina en sangre), los receptores de la leptina en el centro de saciedad del cerebro recibirán menos señales. Consecuencia: el cuerpo toma medidas para aumentar el almacenamiento de grasa. Es decir, tienes más hambre.

Cuando se descubrió la leptina, los investigadores pensaron que habían encontrado el «santo grial» de la pérdida de peso. Seguro que gran parte de las personas obesas producían poca leptina, por lo que no quedaban saciadas y comían más que las personas delgadas. Así que, poco después del descubrimiento, se empezó a medir los niveles de leptina en diferentes grupos de personas. ¿Cuál fue el resultado? Pues que los obesos suelen tener, casi siempre, ¡niveles muy altos de leptina! No es realmente sorprendente, ya que sabemos que la leptina se produce en proporción a la cantidad de grasa que tiene la persona. Pero, entonces, ¿por qué los obesos, a pesar de sus altos niveles de leptina, tardan más en sentir la sensación de saciedad? Se debe a un fenómeno llamado «resistencia a la leptina». Actualmente todavía no se sabe cómo se ocasiona, pero su consecuencia es que la leptina transmite peor su señal a través del receptor. Y por eso surte un efecto menor de supresión del apetito. O, lo que es lo mismo: a pesar de tener altos niveles de leptina en sangre, se sigue sintiendo hambre.

¿No ayudaría a las personas con obesidad tratarlas con una dosis suplementaria de leptina? Si se dosificara en cantidades suficientemente grandes, ¿no tendría algún efecto? En la década de 1990 se probaron muchas veces tratamientos así, pero, desgraciadamente, con resultados decepcionantes. Las personas tratadas no adelgazaban, o apenas unos kilogramos. Por lo visto, la resistencia a la leptina en los casos de obesidad es más obstinada de lo que habíamos esperado.

Con lo que sí se obtienen buenos resultados es con la administración de leptina a las personas obesas una vez que estas ya han perdido mucho peso. En efecto, cada persona tiene un punto de ajuste en cuanto a la cantidad de grasa corporal que el cuerpo aspira a conseguir. Si una persona se encuentra por debajo de su punto de ajuste personal, el cuerpo activará mecanismos para aumentar de nuevo la grasa corporal. Por ejemplo, ralentizando el metabolismo, o sintiendo más hambre y, específicamente, un mayor deseo de alimentos grasos. Por eso, una vez que se ha adelgazado, es tan difícil mantener el peso alcanzado. Esto pueden contarlo larga y extensamente todas las personas que han seguido una dieta intensiva. Estos efectos se producen, en parte, porque los niveles de leptina en sangre descienden cuando se ha perdido peso. Y menos leptina implica... más hambre. Cuando las personas con obesidad que han perdido más del diez por ciento de su peso corporal reciben dosis suplementarias de leptina, ocurre algo interesante: los mecanismos que se ocupan de recuperar el punto de ajuste corporal ya no se ponen en marcha. Esto significa que su metabolismo no se ralentiza, permanecen más tiempo saciados y sienten una menor necesidad de comer alimentos grasos. Y todo ello gracias a un «pellizco» de leptina suplementaria. Entonces, ¿nos ponemos todos a tomar leptina? Por desgracia, tenemos que templar el entusiasmo, porque la leptina es extremadamente cara y, por tanto, se administra solo en esos casos excepcionales de personas que no pueden producirla, como los niños pakistaníes a los que les ha ido tan bien con el tratamiento.

Otras hormonas del tejido adiposo

El descubrimiento de la leptina significó un verdadero punto de inflexión en la investigación de la grasa corporal. No, la grasa no es un órgano de almacenamiento pasivo, produce por lo menos una hormona (y puede que más) que influye en el resto del cuerpo, incluido el cerebro. Llenos de entusiasmo, varios equipos de investigación se lanzaron, en los últimos veinte años, a descubrir nuevas hormonas y otras sustancias producidas por nuestra grasa. ¡Y con resultado! Se han descubierto hasta la fecha más de seiscientas sustancias de este tipo, llamadas «hormonas del tejido adiposo». Tienen efectos muy diversos, aunque de la mayoría de ellas se desconoce todavía su función exacta. Algunas son sustancias inflamatorias, otras influyen en la presión arterial y otras más sobre la sensibilidad del cuerpo a la insulina. Y no descartamos que se descubran, en breve, nuevas y sorprendentes funciones de algunas hormonas del tejido adiposo. Por eso nos gusta considerar a la grasa como una especie de director de orquesta que, al enviar diversos mensajes (lo que ocurre mediante la liberación de hormonas del tejido adiposo), influye prácticamente en todos los órganos de nuestro cuerpo. Mientras que el director siga haciendo lo que tiene que hacer, la orquesta funcionará en plena armonía. Pero piensa por un momento qué pasaría si el director enviara a cada músico un mensaje diferente. ¡El desajuste en la orquesta sería total! Esto es exactamente lo que sucede cuando nuestra grasa «enferma». Porque ¡claro que nuestra grasa puede enfermar! Esto sucede cuando se vuelve demasiado voluminosa, como sucede en caso de obesidad. Entonces, la grasa produce demasiadas hormonas que causan inflamaciones y aumentan la presión arterial. Y, al mismo tiempo, se alteran las hormonas que inhiben el apetito y que aumentan el metabolismo.

La adiponectina, que aparece en niveles sorprendentemente elevados en la sangre de las personas, es una de esas hormonas del tejido adiposo descubiertas poco después de la leptina. Para investigar el papel de la adiponectina se criaron ratones sin dicha hormona. Resultó que los ratones que no la producían eran menos sensibles a la insulina (ya sabes, la hormona responsable de que los azúcares estén bien repartidos por el cuerpo), y tenían por tanto altos niveles de glucosa en sangre que los situaba en una fase inicial de la diabetes. Cuando se administró adiponectina suplementaria a los ratones, se produjeron varios efectos favorables: los ratones se volvieron más sensibles a la insulina, sus niveles de glucosa bajaron, desarrollaron menos diabetes y tuvieron menos inflamaciones en sangre, menor endurecimiento de las arterias y menos enfermedades cardiovasculares. ¡La adiponectina es, por tanto, una hormona beneficiosa!

No es de extrañar que resultara que los niveles de esta hormona son más bajos en personas con obesidad que en personas delgadas. Además, un nivel bajo de adiponectina vaticina la aparición de diabetes y de infarto cardíaco. El porqué del descenso en los niveles de adiponectina en los obesos es algo que todavía desconocemos. En lo que sí están de acuerdo los investigadores es que resulta beneficioso aumentar el nivel de adiponectina en el cuerpo. ¿Cómo se puede conseguir esto? Una manera de hacerlo es perder peso. Diversos estudios han mostrado que la pérdida del diez por ciento del volumen de grasa asegura una subida considerable de los niveles de adiponectina en sangre. Además, hay medicamentos que producen, indirectamente, esa subida, como los utilizados para el tratamiento de los niveles altos de colesterol y determinados remedios utilizados para la diabetes. La administración directa de adiponectina no es, actualmente, una opción, porque su efectividad es de corta duración y es muy cara de producir. Pero sí se investiga afanosamente para crear medicamentos capaces de unirse directamente al receptor de la adiponectina. De este modo, se conseguiría el mismo efecto que con altos niveles de la hormona en sangre. Los primeros resultados son esperanzadores, pero hay que recorrer todavía un largo camino antes de que puedan administrarse como tratamiento contra la obesidad.

La grasa y la fertilidad

Avancemos un paso más en el terreno de las hormonas, con un ejemplo práctico: Madelon tiene trece años y practica gimnasia con entusiasmo. Entrena veinticuatro horas por semana, todos los días después de la escuela y también el fin de semana. La gimnasia es su pasión y su vida, y no le cuesta nada dejar de lado todo lo demás. Por el contrario, su hermana gemela, Lieke, tiene unas aficiones completamente distintas: ver series, maquillarse, todo aquello que no tenga nada que ver con el deporte. A pesar de que Madelon y Lieke tienen exactamente la misma edad, las diferencias físicas entre ellas son grandes. Madelon mide casi diez centímetros menos que su hermana y es bastante más delgada. Además, Madelon no ha desarrollado los pechos y no tiene la regla, mientras que Lieke menstrúa desde los doce años.

Es sabido que las gimnastas jóvenes tienen una constitución más pequeña y fina que la mayoría de las chicas de su edad. Se puede hablar incluso de un retraso en el crecimiento que llega, a veces, a ser tan grave que la gimnasta no alcanza nunca su altura de adulta prevista. Además, las gimnastas de élite tienen un porcentaje de grasa corporal más bajo, como consecuencia de la combinación de la poca ingesta de alimentos (a veces, incluso, menor de la que realmente necesitan) y una elevada combustión debida a la cantidad de ejercicio practicado. Por si fuera poco, resulta que las jóvenes gimnastas de élite empiezan a menstruar más tarde, lo que resulta sorprendente. Mientras que las chicas europeas tienen su primera regla, de media, entre los 12,5 y los 13,5 años, la edad entre las gimnastas de élite es de entre los 14,3 y los 15,6 años. ¿Cómo puede ser esto?

Esta pregunta le quitaba el sueño a la bióloga norteamericana Rose Frisch (1918-2015) en la década de 1970. Frisch descubrió que las chicas con poca grasa corporal, sobre todo las atletas y las que padecen el trastorno de la anorexia nerviosa, menstrúan más tarde y son, además, menos fértiles.

Mediante un meticuloso análisis de la composición corporal de un grupo de chicas demostró que, para que una chica empiece a menstruar, tiene que tener un porcentaje de grasa del diecisiete por ciento, como mínimo. Dicho de otro modo, no es la edad, sino la cantidad de grasa corporal, el factor determinante del inicio de la menstruación. Ese límite inferior del diecisiete por ciento, además, es necesario para mantener la menstruación. Las atletas adultas con un porcentaje inferior de grasa dejan de menstruar y tienen muchos problemas para quedar embarazadas. Rose Frisch era capaz de predecir casi exactamente cuánto tenían que engordar para volver a ser fértiles. Su hijo Henry Frisch dijo más tarde que algunas deportistas estaban tan agradecidas por ello a su madre que llamaron a sus hijas Rose. Todavía hoy nos son útiles las perspectivas de las investigaciones de Rose Frisch. Cuando una mujer acude al ginecólogo porque no consigue concebir, si procede, se mide su altura y su peso para ver si tiene un bajo peso o no y, en caso afirmativo, se le pregunta cuánto deporte practica.

La hormona del chocolate: el desencadenante de la pubertad

La relación entre un bajo volumen de grasa y la esterilidad es, desde un punto de vista evolutivo, muy lógico. Cuando tienes pocas reservas de energía, tu cuerpo no está listo para llevar un niño: un embarazo exige mucha energía. Pero ¿cómo es exactamente esa relación entre el volumen de grasa y la fertilidad? Durante mucho tiempo se anduvo a tientas con respecto a esta cuestión. Hasta que se descubrió la leptina. Resultó que el ratón *Ob*, al que conocimos al principio de este capítulo y que no producía leptina, era estéril. Al administrar leptina a este ratón, no solo disminuyó su apetito, sino que se volvió fértil. De repente, muchas piezas encontraron su lugar en el rompecabezas. La leptina, el medidor de grasa del cuerpo, no solo le dice al cerebro la cantidad de grasa que tiene almacenada el cuerpo, sino que está conectada al centro cerebral que influye en la fertilidad. Si este centro cerebral no emite las señales pertinentes, lo que sucede en caso de un bajo nivel de leptina, no se produce la ovulación y, por tanto, la mujer no es fértil y deja de menstruar. Cuando la mujer tiene demasiado poco volumen de grasa, produce menos leptina y no empieza a menstruar hasta más tarde.

Esto es lo que le pasaba también a Natalie, del capítulo 2, que padecía de lipodistrofia. Como consecuencia de su falta casi total de grasa subcutánea, no producía leptina y por eso menstruaba de manera muy irregular. También puede pasar lo contrario: cuando una chica tiene mucho volumen de grasa, produce mucha leptina y empieza a menstruar a una edad más temprana. De hecho, a menudo, las chicas con sobrepeso tienen su primera menstruación muy jóvenes.

Cómo es exactamente la conexión entre la leptina y el «centro de fertilidad» del cerebro es algo sobre lo que se investiga mucho. Es probable que esa conexión se produzca mediante sustancias intermedias del cerebro. Una de esas sustancias cruciales es la hormona que lleva el romántico nombre de kisspeptina. Esta hormona es la desencadenante de la pubertad y la que da el paso a la maduración sexual.

Cuando hay suficiente grasa en el cuerpo, la leptina pone en marcha la producción de la kisspeptina, que activa el centro de fertilidad del cerebro. Las personas en las que la kisspeptina no se produce correctamente tienen niveles bajos de hormonas sexuales en sangre y su pubertad no se inicia hasta más tarde. Un exceso de kisspeptina produce, al contrario, una pubertad precoz. Así que, con un poco de mala suerte —en el caso de las chicas— empiezas a desarrollar el pecho ya a los ocho años, en lugar de a los once. A la kisspeptina se la llama también la «hormona del chocolate», simplemente porque esta hormona fue descubierta a mediados de la década de 1990 por unos investigadores en Hershey (Pensilvania), de donde provienen los bombones Hershey's Chocolate Kisses, muy populares en los Estados Unidos.

La leptina desempeña también un papel importante durante el embarazo. De hecho, la placenta también produce leptina. Además, en el segundo trimestre del embarazo, al igual que con la obesidad, se desarrolla una forma de resistencia a la leptina: a pesar de los altos niveles de leptina, esta es menos eficaz. Esto explica probablemente los conocidos «antojos» de las mujeres embarazadas (¡no tienes nada de qué avergonzarte!) y cuyo fin es formar una reserva suplementaria de grasa con la que alimentar al bebé tras el nacimiento. Así que la grasa de la madre tiene también una importancia vital para el recién nacido.

Está claro. Ya no consideramos que nuestra grasa es un simple órgano de almacenamiento. No, nuestro tejido adiposo es inteligente. Con ayuda de cientos de tipos de hormonas, puede influir prácticamente en cualquier otro órgano de nuestro cuerpo, incluyendo el cerebro. Si la grasa amenaza con reducir su volumen, informa al cerebro, a través de la leptina, de que necesitamos comer más. También asegura (de nuevo a través del cerebro) que no pueda producirse un embarazo si este va a poner en peligro el último resto de grasa. Estas hormonas hacen de nuestro tejido adiposo un órgano fantástico e ingenioso. Pero el «maestro director de orquesta» también se confunde en ocasiones, con consecuencias indeseables. Cuando la grasa aumenta demasiado, como en el caso de la obesidad, se desajusta en gran medida su producción de hormonas. De tal forma que pueden aparecer una gran variedad de enfermedades.

4.
La grasa y la enfermedad

Enfermar por un exceso de grasa corporal: la historia de Rob

Rob tiene sesenta y cinco años y está jubilado de su trabajo en el sector de la enseñanza. Tiene dos hijos y tres nietos. Ocupa su tiempo con sus aficiones, como ir en moto, la vela y el voluntariado. Lo hace todo con mucho gusto, entusiasmo y energía. Pero no siempre ha sido así.

«Hasta los cuarenta años nunca tuve que preocuparme de qué y de cuánto comía. Podía disfrutar gratamente de comer fuera y de largas sobremesas con los amigos. Además, estaba contento con mi cuerpo. Pero, entonces, tuve que superar varios reveses. Perdí el trabajo y me divorcié. La vida se me hacía muy dura. Para hacer frente a mis emociones, empecé a comer cada vez más. La comida me producía una sensación de satisfacción en esos tiempos dolorosos. Poco a poco fui sumando kilos, hasta que hace unos años llegué a pesar 110 kilogramos, demasiados para mi altura de 1,90 metros. Oficialmente, era obeso. Además, la grasa se me acumulaba únicamente en el abdomen, como a mi padre».

Rob echaba de menos el cuerpo estilizado que tenía antes, pero aprendió a vivir con el nuevo. «Esto es lo que hay», se decía resignadamente. Pero tenía que soportar las miradas desaprobadoras de sus hijos, que pensaban que tenía que hacer algo.

«En el fondo, yo lo quería, pero no sabía cómo y no tenía motivación suficiente para afrontarlo».

Esa motivación llegó poco después, cuando empezó a tener achaques relacionados con su obesidad.

«Tenía poca energía y mucha sed, todo el tiempo. El médico de cabecera me dijo que tenía diabetes. Tuve que empezar a tomar pastillas, pero las dejé por los molestos efectos secundarios, como náuseas y diarrea. El paso siguiente fue inyectarme la insulina cada día.» Rob padecía también de una grave apnea del sueño, por lo que, de noche, su respiración se paraba más de treinta veces.

«Por eso me levantaba agotado por la mañana. Tuve que ponerme una máscara para dormir, un aparato que aseguraba que mis vías aéreas se mantuviesen abiertas para poder respirar mejor. Y, por si eso no fuese suficiente, resultó que tenía, además, la presión arterial y el colesterol demasiado elevados, por lo que tenía que tomar otros tres tipos de pastillas.»

Mientras, el nivel de glucosa en sangre de Rob seguía subiendo y tenía que inyectarse cada vez más insulina.

«Iba cada año a un control oftalmológico, para ver si mis ojos seguían sanos. A largo plazo, la diabetes te puede dejar ciego. Esa era mi peor pesadilla, porque alguien de mi entorno que tenía diabetes ya casi no veía nada. Me preocupaba mi nivel de glucosa cada vez más alto, y me derivaron al internista.»

A pesar de que le habían repetido muchas veces que tenía que adelgazar, entonces le dijeron que, si perdía peso, no solo tendría que inyectarse menos insulina, sino que podrían acabarse sus demás problemas, como la apnea del sueño, la presión arterial elevada y su nivel de colesterol demasiado alto.

Rob encontró por fin la motivación que necesitaba y decidió cambiar drásticamente sus hábitos de vida. Acudió a un dietista para mejorar su patrón alimentario. Además, empezó a pasear cada día más con su perro y a subir las escaleras en lugar de tomar el ascensor. Y contó con un *coach* para su cambio de hábitos. Gracias a esa estrategia combinada perdió unos diez kilogramos. ¿Y qué ocurrió?

«Tenía más energía, necesitaba inyectarme menos insulina y la apnea del sueño me ocasionaba menos molestias, por lo que por la mañana me encontraba mejor. Pero no he terminado. Quiero adelgazar más, para poder quitarme las pastillas de la presión arterial. Pero cada día es una lucha. Por ejemplo, en los últimos años noto cada vez menos la sensación de saciedad. Por eso tengo que parar de comer intencionadamente, porque el hambre sigue allí y después de un plato lleno me comería con gusto otro más.»

A Rob le queda todavía un largo camino, pero, a pesar de los altibajos, intentará conseguir su objetivo.

El ciclo vital de la grasa

Rob enfermó por su exceso de grasa corporal. Y no es el único. Se estima que, de todas las personas con sobrepeso, la mitad tiene una o más de las siguientes complicaciones: presión arterial elevada, apnea del sueño o diabetes. Y de todas las personas con sobrepeso severo (obesidad), una gran mayoría termina desarrollando estas afecciones.

Para entender cómo se produce esto exactamente, conviene mirar una vez más de qué se compone nuestra grasa (*véase* figura 4). Efectivamente, de células adiposas que, como vimos en el capítulo 2, pueden compararse a pequeños globos llenos de grasa. Y hay muchas, unos cincuenta mil millones. Pero no es solo esto. En la grasa, entre las células adiposas, hay también células inflamatorias (glóbulos blancos). Son células que, como si fueran los «comecocos» del Pac-Man, están listas para tragarse y anular agentes patógenos, como las bacterias. O para comerse las células adiposas muertas o disfuncionales, para que no se convierta en un caos y el órgano de la grasa siga funcionando bien. Si se trata de una amenaza seria, también pueden dar la alarma para que entren en acción las tropas auxiliares (más células inflamatorias). Esta alarma se pone en marcha por la liberación, por parte de las células inflamatorias, de sustancias inflamatorias en su entorno y en la sangre. Las células inflamatorias tienen una importancia vital. Si no contáramos con ellas, el menor intruso (ya se trate de un virus, una bacteria o un hongo) podría resultar mortal. Por eso el sida, enfermedad en la que una parte de las células inflamatorias se vuelven inactivas, acaba siendo mortal si no es tratado. Pero por muy importantes que sean las células inflamatorias, tienen también su lado oscuro. Por ejemplo, cuando se acumulan en la grasa corporal en cantidad excesiva. En ese caso, se liberan continuamente tantas sustancias inflamatorias que terminan en la sangre, lo que puede ocasionar efectos generalizados. Esto se conoce como una «inflamación subclínica», porque no se trata realmente de una inflamación en el sentido de una herida supurante, sino de señales continuas de inflamación enviadas a la sangre. Estas sustancias inflamatorias constituyen uno de los culpables de la relación entre la obesidad y diversas enfermedades. Por ejemplo, no son solo dañinas para el aparato cardiovascular, sino que pueden penetrar hasta en el cerebro y causar desde un estado de ánimo de decaimiento hasta la depresión. Volveremos más adelante sobre este tema.

Además de células inflamatorias, nuestro tejido adiposo contiene también células que forman las paredes de pequeños vasos sanguíneos. La glucosa y los ácidos grasos se transportan hacia el tejido adiposo a través de estos minúsculos vasos sanguíneos. Y en la grasa también hay terminaciones nerviosas procedentes del cerebro. Este se conecta a nuestra grasa a través de estos delgados filamentos que le permiten, además, darle órdenes, por ejemplo, cuando tienen que liberarse grasas. Y, para terminar, están también las células madre, una especie de células primarias que tienen la capacidad de convertirse, al crecer, en todo tipo de células.

Cuando alguien con una constitución delgada desarrolla, con el paso del tiempo, sobrepeso u obesidad, la grasa sufre una transformación fascinante. Empezando por las mismas células adiposas. Si agarráramos un trozo de grasa del abdomen de una persona delgada y otro del mismo lugar, pero de una persona con sobrepeso, y estudiáramos los dos bajo el microscopio, veríamos unas cuantas diferencias importantes. En primer lugar, las células adiposas de la persona con sobrepeso son más grandes, lo que no constituye, evidentemente, sorpresa alguna. Hay una mayor acumulación de grasa. Además, una persona con sobrepeso tiene a menudo (aunque no siempre) más células adiposas. Más células adiposas, que además son más grandes, implican lógicamente un mayor volumen de grasa.

Durante mucho tiempo se pensó que tanto el tamaño como la cantidad de las células adiposas eran flexibles a lo largo de la vida. O lo que es lo mismo: cuando tu cantidad de grasa corporal aumenta durante cierto tiempo, aumentan el tamaño y la cantidad de células adiposas de tu cuerpo. Y si luego adelgazas, disminuyen otra vez tanto el tamaño como la cantidad de las células adiposas. Como si te transformaras de un gran ramo de globos grandes en un ramo con menos globos y más pequeños. Suena muy lógico, pero resultó que esta hipótesis no es cierta. En la década de 1970 se llevó a cabo un curioso experimento para estudiarlo. Unos cuantos hombres jóvenes y delgados, de entre veinte y treinta años, participaron en un estudio para el que tuvieron que engordar, durante cuatro meses, comiendo más y moviéndose menos. Engordaron una media de diez kilogramos de grasa. Después tuvieron que perder esos kilos, comiendo menos y moviéndose más. Se tomaron varias muestras de grasa subcutánea, en distintos momentos durante la pérdida de peso. Los resultados fueron sorprendentes. Cuando los hombres engordaron, solo había aumentado el tamaño de las células adiposas; el número de células seguía siendo exactamente el mismo. Cuando adelgazaron, volvió a disminuir el tamaño de las células grasas y la cantidad de células siguió siendo la misma. Estudios ulteriores han confirmado este resultado. En personas que han perdido mucho volumen de grasa como consecuencia de una operación de estómago, dos años después de la intervención solo ha disminuido el tamaño de las células adiposas, mientras que su cantidad es la misma. Parece pues que, una vez que se ha establecido la cantidad de células grasas en nuestro cuerpo, ya no se puede liberar uno nunca de ellas.

¿Y cuándo se establece exactamente esa cantidad de células adiposas? Un equipo de investigación sueco ha profundizado en esta cuestión. Tomaron muestras de grasa de personas con diferentes volúmenes de grasa y de diversas edades, entre cero y sesenta años. Estudiaron la cantidad de células adiposas de las muestras. Su primer resultado no fue sorprendente: constataron que los adultos con sobrepeso tenían más células adiposas. Pero descubrieron también que la cantidad de estas células aumenta tanto durante la infancia como en la pubertad. A partir del vigésimo año de vida, aproximadamente, cesa ese aumento y la cantidad de células adiposas permanece constante. Aparentemente, la infancia es el periodo más importante en el que se establece la cantidad de células adiposas, como si se «programase». En un niño con sobrepeso, la cantidad de células adiposas aumenta más rápidamente que en un niño sin sobrepeso. Y si el sobrepeso se mantiene, ese niño pasará el resto de su vida con un número mayor de células adiposas, de las que nunca se desprenderá.

Nuestro cuerpo tiene una sorprendente capacidad de mantener constante la cantidad de células adiposas. Incluso después de una liposucción, mediante la cual las células adiposas son literalmente aspiradas fuera del organismo, el cuerpo se las ingenia de manera astuta: las células adiposas vuelven a aparecer en otro lugar. Se ha demostrado, mediante varios estudios en mujeres, que esta grasa emerge en el pecho. El cuarenta por ciento de las mujeres sometidas a una liposucción aumenta su copa del sujetador en una o más tallas. Algunos se felicitarán por este fenómeno, pero no deja de ser curioso. Debe existir, por tanto, algún tipo de sistema que registra la cantidad de células adiposas de nuestro cuerpo y que se pone en acción cuando dicha cantidad disminuye. Por otra parte, esto ocurre continuamente, porque las células adiposas (al igual que muchos otros tipos de células de nuestro cuerpo) mueren y son sustituidas a partir de las células madre, esas «células primarias» de nuestra grasa corporal que ya hemos mencionado. Se estima que cada año se remplaza el diez por ciento del total de células adiposas por células nuevas. O lo que es lo mismo: después de diez años, el tejido adiposo está completamente renovado. Pero también durante este proceso se ocupa el cuerpo de que surjan suficientes células adiposas nuevas para que su cantidad se mantenga constante. Lo que sigue siendo un misterio es cómo se regula esto exactamente. Pero parece que, desde un punto de vista evolutivo, ha sido suficientemente importante para invertir en ello: ¡mientras podamos almacenar suficiente grasa!

¿Es realmente grave pasar de la infancia a la edad adulta con más células adiposas? Por desgracia, en este caso resulta más difícil convertirse en un adulto delgado y mantenerse como tal. Si tienes más células adiposas y pierdes peso, tu tejido adiposo se transformará en un órgano con una gran cantidad de células adiposas pequeñas. Vimos anteriormente que, cuanto mayor es la célula adiposa, más leptina libera la grasa. Muchas células adiposas pequeñas producirán y liberarán menos leptina. Y puesto que la leptina es un inhibidor del apetito, se produce precisamente más apetito y una combustión de grasa más lenta, volviendo así a la situación de partida, en la que las células adiposas estaban más llenas. Desgraciadamente, esto es algo que ocurre a menudo. Por esta razón es tan difícil, cuando eres gordo de niño, convertirte en un adulto delgado.

No todas las acumulaciones de grasa son iguales: manzanas y peras

Solemos considerar la «grasa corporal» como un gran órgano. Una masa gigante de células adiposas que almacenan grasa y producen hormonas. Pero esto no es exactamente así. La grasa tiene, en efecto, otras funciones, dependiendo de dónde se encuentre dicha grasa. Como ya hemos dicho anteriormente, los dos mayores volúmenes de grasa se encuentran en el abdomen, alrededor de los órganos («grasa abdominal») y debajo de la piel («grasa subcutánea»).

Seguramente habrás observado que las personas difieren mucho según el lugar en el que acumulan la mayor cantidad de grasa. De hecho, existen dos nombres para designarlas. Cuando se tiene mucha grasa abdominal se denomina una «silueta tipo manzana», y se trata de la típica barriga de hombres como Rob. Si, por el contrario, se tiene mucha grasa subcutánea alrededor de las nalgas, caderas y muslos, se trata de una «silueta tipo manzana», más habitual entre las mujeres. Además, existen muchos otros cúmulos de grasa más pequeños, como la grasa en torno al corazón, los riñones e incluso los vasos sanguíneos.

La diferencia en la distribución de la grasa corporal (silueta tipo manzana o silueta tipo pera) fue descrita por primera vez en 1956 por Jean Vague, un médico de Marsella. Observó, además, que las personas con más grasa abdominal corren un riesgo mayor de padecer diabetes que las personas cuya grasa se acumula más en las caderas y los muslos. Es más, algunas investigaciones posteriores parecen demostrar que la presencia de mucha grasa alrededor de las caderas protegería contra la diabetes. En resumen: la grasa abdominal es peor que la grasa (subcutánea) de las caderas. Pero ¿por qué?

¿Por qué es peor la grasa abdominal que la grasa en las caderas?

Las células adiposas de la grasa abdominal se parapetan entre los órganos. Por eso no pueden dilatarse tanto y almacenan menos grasa. Pero... ¿no es eso beneficioso? Por desgracia, no. Cuando las células adiposas han alcanzado su «capacidad máxima de almacenamiento», el excedente de los ácidos grasos que llegan a través de la sangre tiene que almacenarse en algún otro sitio (*véase* recuadro 6). El cuerpo no dispone de un sistema tan avanzado como para que se acopie directamente en la grasa subcutánea. Esa habría sido la solución ideal. En vez de eso, los ácidos grasos son transportados hacia otros lugares, como los músculos, el hígado y alrededor del corazón. Lo menos que se puede decir de la grasa excedente en estos lugares es que no es bienvenida. Ese no es su lugar. El acumulamiento de grasa altera la función de cada uno de estos órganos. Por ejemplo, en los músculos y en el hígado desajusta el metabolismo de los carbohidratos. Estos órganos se vuelven menos sensibles a los efectos de la insulina, la hormona que asegura que las puertas de la glucosa se abran para que los azúcares entren en las células. Llamamos a esta insensibilidad a la insulina «resistencia a la insulina». Como consecuencia de esta resistencia, los órganos absorben menos glucosa de la sangre y los niveles de glucosa en sangre suben. Si esto se prolonga en el tiempo y el páncreas ya no da abasto liberando más insulina, se produce finalmente una situación en la que los niveles de glucosa en sangre alcanzan niveles peligrosos. Es entonces cuando surge la diabetes. Además, esa grasa excedentaria acumulada en torno al corazón puede alterar la función de bombeo del corazón.

Recuadro 6. Teoría de la célula adiposa distendida

No todas las células adiposas son iguales. Algunas personas tienen células muy «flexibles» y «elásticas», mientras que otras las tienen más rígidas. Estas se colman antes. Se pueden comparar con globos de dos fabricantes diferentes. Uno puede hincharse más que otro. La consecuencia es que en las personas con células adiposas más rígidas, la grasa rebosa antes en otros órganos. Por tanto, estas personas desarrollan antes complicaciones de la obesidad, como la resistencia a la insulina y la diabetes tipo 2. Es lo que conocemos como la «célula adiposa distendida», que tiene probablemente una base genética.

Aunque las consecuencias del aumento de la grasa abdominal son nocivas, el aumento de la grasa en otros lugares también puede causar problemas. En efecto, este aumento, ya sea de la grasa abdominal o de la grasa subcutánea, se acompaña siempre de una alteración de la estructura del tejido adiposo. Hay que tener en cuenta que entre las células adiposas se halla toda una red de vasos sanguíneos. La estructura de la grasa está formada por proteínas estructurales. Cuando las células adiposas se llenan de grasa y aumenta, por tanto, la grasa corporal, esta red de vasos sanguíneos se extiende. Para seguir proveyendo de sangre a todas las células grasas es necesario generar más vasos sanguíneos. Si este proceso es insuficiente o se prolonga en el tiempo, las células adiposas situadas en el centro de la grasa recibirán poco oxígeno. Porque se abastecen de oxígeno mediante la sangre. Este déficit de oxígeno es muy nocivo para las células adiposas, que mueren.

Y entonces aparecen las células inflamatorias, esos pequeños «comecocos» de nuestro cuerpo. La presencia de células adiposas muertas atrae a las células inflamatorias, como a las larvas de mosca les atrae la carne en descomposición. Cuando comparamos una muestra de grasa de una persona delgada

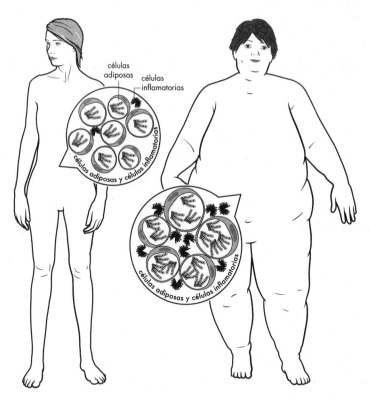

FIGURA 4. Células adiposas y células inflamatorias en la grasa en una persona delgada y en una persona con obesidad.

con la de una persona obesa, vemos que la grasa del obeso contiene muchas más células inflamatorias (*véase* figura 4). Estas células liberan sustancias inflamatorias, con el objetivo de atraer más células inflamatorias: ¡Venga chicos! ¡Aquí hay acción! Y este proceso puede darse tanto en la grasa subcutánea como en la grasa abdominal. La propia grasa puede liberar sustancias inflamatorias como reacción al proceso. Una diferencia importante, sin embargo, es que la grasa abdominal libera más sustancias inflamatorias que la grasa subcutánea. Esta es una de las razones por las cuales la grasa abdominal es más nociva que la grasa subcutánea. Las sustancias inflamatorias pueden tener muchas consecuencias. Se liberan en la sangre y pueden ocasionar una resistencia a la insulina y niveles más altos de glucosa en sangre en otros órganos, como en los músculos y en el hígado. Además, las sustancias inflamatorias próximas a los vasos sanguíneos pueden producir una vasculitis (inflamación de las paredes de los vasos sanguíneos), lo que ocasiona finalmente enfermedades cardiovasculares.

El sobrepeso reduce la fertilidad: la historia de Carla

El aumento de la grasa corporal también tiene consecuencias en la fertilidad. Carla, una alegre mujer de treinta y tres años, sabe bien de qué hablamos.

«Provengo de una familia hedonista, en la que la comida desempeñaba un papel fundamental. Todas las ocasiones eran buenas para una comida copiosa y era de lo más normal servirse un segundo plato. Mi madre cocinaba siempre la carne con mucha grasa y en la mesa nunca faltaba la salsera con el jugo que soltaba esa carne. En el fin de semana comíamos fritos todas las tardes: las típicas albóndigas holandesas y los buñuelos de queso llegaban en fuentes repletas a la mesa, durante esas tardes en las que nos reuníamos para ver películas. Siempre he tenido una constitución fuerte, al igual que mis padres, mi hermano mayor y mi hermana menor.»

Durante la escuela primaria, y según el médico del colegio, Carla no tenía todavía sobrepeso, pero sí debía intentar vigilar su alimentación y hacer mucho deporte. Afortunadamente, a Carla le encantaba el deporte. Participaba activamente en competiciones de natación (y era muy buena), lo que implicaba que entrenaba cuatro días a la semana, muy temprano, y que, a menudo, el sábado tenía una competición. Todo esto cambió cuando pasó al instituto.

«Desgraciadamente, el equipo de natación en el que tan a gusto me encontraba desapareció. Entonces decidí dejar de nadar. Y no me gustaba ningún otro deporte. Me movía cada vez menos y, por aburrimiento, comía cada vez más. Sobre todo cuando llegaba pronto del colegio me dedicaba a saquear la despensa.»

Carla engordaba más y más, y su peso empezó a disgustarle. Por suerte, tenía un buen grupo de amigas que la aceptaban tal como era y no comentaban nunca su peso. Pero, con gran pesar, lo que no conseguía era tener pareja. Carla estudió derecho y, en esa época, conoció a Philippe, su gran amor.

«Philippe también tenía una constitución robusta, y yo le gustaba tal como era. Después de un par de años nos fuimos a vivir juntos a un precioso apartamento en el centro de la ciudad. Organizábamos periódicamente comidas para nuestros amigos, en las que corrían las botellas de vino, además de calorías en forma de alimentos sólidos. Por la noche también nos mimábamos: lo que más nos gustaba eran los quesos franceses.»

Al mismo tiempo que el amor, crecía el volumen tanto de Carla como de Philippe, hasta que ambos llegaron a ser obesos. Carla y Philippe ya habían terminado sus estudios, ambos encontraron un buen trabajo (Carla como jurista en una gran empresa, y Patrick en la administración).

«Y, entonces, surgió el deseo de ser padres. Utilizaba siempre un dispositivo intrauterino y por eso apenas si tenía la regla. Un día lluvioso de noviembre me quitaron el DIU, un momento casi legendario para nosotros. A partir de entonces, en cualquier momento, podía producirse el embarazo. ¡Estábamos listos para ello! Esperé pacientemente mi primera menstruación. Pasaron un mes, dos meses. Pero seguía sin tener la regla. ¿Habríamos acertado a la primera? ¿Tal vez estaba ya embarazada? Pero no, la prueba del embarazo dio negativa. Cuatro meses después llegó la primera menstruación. Pero luego desapareció otros tres meses. Y, cada vez, la prueba de embarazo me decía que no estaba embarazada. Empecé a preocuparme. Después de casi un año acudimos al médico de familia. Este me dijo que era muy probable que mi sobrepeso tuviese algo que ver en todo esto, y me aconsejó que adelgazara, preferentemente hasta alcanzar un IMC saludable. Para él fue fácil decirlo, hacerlo era otra historia. Nos volvimos decepcionados a casa. Nos parecía que estábamos más lejos que nunca de tener un niño.»

Es sabido que las posibilidades de embarazo disminuyen con el sobrepeso. Esto ocurre, sobre todo, porque en caso de sobrepeso, la ovulación se produce menos a menudo, por lo que la mujer menstrúa de manera irregular. O la ovulación se detiene del todo, por lo que la mujer no puede quedarse embarazada (temporalmente). Esta es una consecuencia directa del aumento de la cantidad de grasa corporal. Con ese aumento, el director de orquesta pierde por completo el norte y se altera el equilibrio en la producción de hormonas del tejido adiposo. Ocurre, por ejemplo, con la hormona de la grasa leptina. Y ya hemos visto que una producción pequeña de leptina, como la que ocurre en caso de bajo peso, conduce a la infertilidad, porque el «centro de fertilidad» del cerebro ya no se estimula. Pero resulta que lo contrario también es cierto. Una cantidad excesiva de leptina, muy habitual en caso de sobrepeso, también conduce a la infertilidad, porque este exceso también altera el centro de fertilidad. Así que la ovulación disminuye o desaparece en presencia tanto de demasiada como de demasiada poca leptina. Existen, además, muchas otras hormonas del tejido adiposo que influyen en la fertilidad, y para cada una de estas hormonas es válido el mismo principio de que un equilibrio alterado inhibe la fertilidad.

En caso de sobrepeso y obesidad no solo se origina un desequilibrio en la liberación de hormonas por parte de la grasa del cuerpo, sino que sucede algo más. Algo que puede que sea incluso más importante. Con el aumento de grasa crece también la actividad de una determinada proteína, llamada «aromatasa». Esta proteína transforma los andrógenos (las hormonas masculinas, como la testosterona) en hormonas femeninas, llamadas estrógenos. Y los estrógenos no solo causan la proliferación del endometrio (la mucosa uterina) ¡sino que inhiben también el centro de fertilidad del cerebro! Es decir, cuando la cantidad de estrógenos en el cuerpo sube demasiado, se inhibe de nuevo la ovulación. De hecho, esta es una de las maneras en que la píldora anticonceptiva (que contiene estrógenos) puede impedir un embarazo: evitando la ovulación. Así que un volumen de grasa excesivo tiene el mismo efecto que la píldora anticonceptiva.

El sobrepeso y la obesidad no disminuyen solo la fertilidad de las mujeres. Les guste o no, a los hombres también les afecta. El aumento de grasa en los hombres también produce una mayor actividad de la proteína aromatasa, lo que causa a su vez una mayor producción de estrógenos y una alteración del equilibrio entre las hormonas masculinas y femeninas (testosterona y estrógenos). Para decirlo de manera más sencilla: un hombre se «feminiza». Y esto ocasiona una menor producción de células espermáticas y, por tanto, una menor fertilidad. Los hombres son actualmente menos fértiles también por pasar mucho tiempo sentados o por llevar pantalones ajustados (vaqueros *skinny*). Esto hace que la temperatura del escroto, donde se encuentran los testículos, sea demasiado elevada. Un hombre produce los mejores «nadadores» cuando la temperatura del escroto es de entre 34 y 35 °C. Así que, intenta pasar más tiempo de pie (lo cual es saludable por más razones, como verás en el capítulo 6) y deshazte de ese pantalón ajustado. En caso de sobrepeso, ocurre lo mismo. Tener demasiada grasa en la parte baja del abdomen y en los muslos produce también una mayor temperatura en el escroto. Esta es una de las razones, además de todos los cambios hormonales, por las que el aumento de grasa en los hombres acarrea una disminución de células espermáticas y una peor calidad de las mismas.

Imagina que te encuentras en la misma situación que Carla y Philippe, en la que el sobrepeso inhibe la fertilidad. ¿Podrías hacer algo? ¡Claro que sí! Las investigaciones han demostrado que la pérdida de peso mediante una dieta saludable, una mayor actividad física o una combinación de ambas tiene efectos positivos en la fertilidad. La ovulación vuelve a producirse, la menstruación es más regular y la posibilidad de embarazo aumenta. Una pérdida del cinco al diez por ciento del peso corporal tiene ya efectos beneficiosos.

Eso es lo que le contó el médico de familia a Carla. ¡Intenta adelgazar! Resultó muy difícil, porque Carla había pesado demasiado toda su vida. Pero, cuando cada vez más mujeres de su entorno empezaron a tener hijos (sus colegas, sus amigas, incluso su cuñada), la situación llegó al colmo. Le dolía tanto que las demás se quedaran embarazadas y ella no, que estableció un plan para perder veinticinco kilogramos. Elaboró una dieta con ayuda de una dietista y empezó a acudir al gimnasio tres veces por semana. En ocho meses perdió esos veinticinco kilogramos. ¿Y qué sucedió? Sus ciclos se volvieron más regulares. Como muestra de solidaridad, Philippe decidió cuidar también su alimentación y practicar deporte con ella de vez en cuando. Con esto, consiguió perder diez kilogramos. Y, unos meses más tarde, aparecieron por fin dos rayitas en la prueba del embarazo. ¡Carla estaba embarazada! Ahora, Carla y Philippe son los orgullosos padres de dos niños. ¿Y esos kilos? Han vuelto parcialmente, pero Carla y Philippe no habían sido nunca tan felices como ahora.

El sobrepeso aumenta la probabilidad de padecer cáncer

Conocemos ya a Rose Frisch, la perseverante investigadora que nos hizo ver que las atletas con un porcentaje de grasa corporal inferior al diecisiete por ciento dejan de menstruar. Pero hizo más descubrimientos revolucionarios. Uno de ellos también se refiere a deportistas de élite. Frisch descubrió que las antiguas deportistas de élite tienen menos probabilidades de contraer cáncer de mama y cáncer de los órganos reproductivos, como el de útero, a lo largo de su vida. Al mismo tiempo, otros investigadores han demostrado que el sobrepeso y la obesidad, es decir, un exceso de grasa corporal, aumentan las probabilidades de padecer cáncer. Hasta la fecha se conocen doce tipos de cáncer que son más frecuentes en personas con sobrepeso u obesidad, entre ellos el cáncer de útero, el de mama (después de la menopausia) y el de ovarios en las mujeres, y el de próstata en los hombres. En Europa, el veinte por ciento de estos doce tipos de cáncer, es decir, uno de cada cinco casos, estaría causado por el sobrepeso y la obesidad. ¿Cómo se explica esto?

Una de las causas se encuentra en las sustancias inflamatorias que se liberan en cantidades superiores cuando la grasa corporal aumenta. Estas sustancias inflamatorias son capaces de estimular las células cancerosas. Por eso, ciertos medicamentos antiinflamatorios llamados «estatinas», utilizados para bajar el colesterol, y el analgésico aspirina pueden prevenir la aparición de determinados tipos de cáncer (como el cáncer colorrectal). Como se ha dicho, la expansión de la grasa produce también más estrógenos, y los altos niveles de estrógenos aumentan las probabilidades de cáncer de mama y de útero en las mujeres. Puesto que las deportistas de élite con poca grasa corporal producen menos estrógenos, resulta lógico que tengan menos probabilidades de padecer, entre otros, cáncer de mama, como Rose Frisch nos hizo ver.

Así que disminuir tu cantidad de grasa corporal tiene efectos positivos. Perder peso puede reducir tu riesgo de padecer cáncer, tal como demostró un amplio estudio sueco en el que participaron más de cuatrocientos pacientes con obesidad. A aproximadamente la mitad de ellos se les practicó una operación de estómago (como un baipás gástrico) y a la otra mitad, no. Los pacientes tuvieron un seguimiento de un año. El grupo de los operados perdió durante este tiempo, de media, veinte kilogramos, mientras que el grupo de control engordó, también de media, un kilo y medio. Y ahora lo mejor: ¡el riesgo de padecer cáncer disminuyó entre los pacientes operados en un cuarenta por ciento! Así que el sobrepeso y la obesidad aumentan de maneras variadas las probabilidades de padecer cáncer, y el «enfermar» de la grasa representa en esto un papel fundamental.

Pero perder peso y, por tanto, sanar la grasa, vuelven a reducir el riesgo.

La hormona tiroidea: un catalizador de nuestro metabolismo

La grasa corporal puede llegar a enfermarte, pero lo contrario también puede ocurrir. Diversas enfermedades y alteraciones en el funcionamiento de las hormonas pueden influir en nuestra grasa corporal. Un ejemplo conocido es la alteración de la hormona tiroidea. Prácticamente todas las células de nuestro cuerpo necesitan de esta hormona para funcionar correctamente. Hay que imaginársela como una hormona que mantiene el ritmo en todas partes. Si tienes un déficit de hormona tiroidea (o hipotiroidismo), todos los organismos funcionan peor, más despacio. Tu corazón late más lento, tus intestinos digieren a menor velocidad, por lo que te estriñes y tu grasa parda (un orgánulo que quema las grasas para producir calor, como veremos en el capítulo 6) también funciona peor. En parte por esto, tu metabolismo se vuelve más lento y sientes frío muy pronto, a pesar de que el ambiente sea agradablemente cálido. A menudo, lo primero que notan las personas cuando su tiroides funciona demasiado despacio (se dice que es hipoactiva), es un aumento de peso. Esto es lógico: si sigues comiendo igual que antes, cuando tu metabolismo es más lento, ganas peso. Una tiroides hipoactiva es algo relativamente común: actualmente, en los Países Bajos, la sufren unas cuatrocientas mil personas.[4] Por eso, en aquellas personas con sobrepeso en las cuales la causa no es evidente (por ejemplo, porque come más que antes), se mide la cantidad de hormona tiroidea en sangre. El tratamiento para este trastorno consiste en pastillas de hormonas tiroideas suplementarias.

Tu tiroides también puede funcionar demasiado deprisa (lo que se llama hipertiroidismo), y entonces tendrás demasiada hormona tiroidea en sangre. La consecuencia es que todos los órganos pasan a «la quinta velocidad». El corazón late más rápido (a veces se notan palpitaciones), sufres de diarrea, tienes calor y te sientes nervioso. Como el metabolismo se acelera tanto, las personas adelgazan, hasta diez kilos en dos meses. A menudo, sin embargo, las personas tienen mucho apetito. El primer tratamiento de una tiroides hiperactiva es un medicamento que inhibe la producción de la hormona tiroidea. Así que los cambios en los niveles de la hormona tiroidea en sangre pueden tener efectos importantes en nuestra grasa corporal. Pero si eres un paciente con obesidad, no te dejes engatusar para tomar más hormonas tiroideas si tienes una función tiroidea normal. No se ha demostrado que sea útil para perder peso. Puede incluso tener efectos secundarios molestos, entre otros, en el corazón y en los huesos.

4. Según la Sociedad Española de Endocrinología y Nutrición (SEEN), la prevalencia en España del hipotiroidismo era del 9,1 % de la población en 2009-2010. (*N. de la T.*)

Las hormonas sexuales controlan nuestros cúmulos de grasa

Como hemos visto anteriormente, existe una diferencia clara entre los hombres y las mujeres en cuanto a la distribución de la grasa corporal: los hombres tienen más grasa en el abdomen y las mujeres, debajo de la piel de caderas y glúteos. Esta diferencia surge en la pubertad. Sobre todo en las mujeres, en quienes ya entonces empieza a acumularse más grasa en las caderas y los glúteos. Los hombres lo hacen más tarde, y en el abdomen. Probablemente sean las hormonas sexuales las que causan esta diferencia: los estrógenos en las mujeres y la testosterona en los hombres. Y, principalmente, la relación entre ambas. Desde el momento en que una chica llega a la pubertad, se producen en su cuerpo más estrógenos y, como consecuencia de ello, se forman más células grasas alrededor de las caderas y de los glúteos, en cualquier caso hasta los veinte años. Durante el embarazo, las mujeres también ganan peso. Estos kilogramos no se componen solo de tejidos y líquido adicionales por el feto que va creciendo, sino que se producen también en parte por un mayor volumen de grasa que servirá de reserva tras el parto, cuando tiene que haber energía disponible para la lactancia. Algunas mujeres engordan mucho más que otras durante el embarazo y, por desgracia, alrededor del diez al quince por ciento de las mujeres conserva ese peso de más después del embarazo.

La menopausia representa para muchas mujeres un periodo de sofocos, cambios emocionales bruscos y... aumento de peso. Para muchas mujeres, esto es lo más fastidioso. Pero ¿por qué se produce? Cuando una mujer llega a la menopausia, los niveles de estrógenos bajan. Y por la disminución de estrógenos se ralentiza la combustión en el cuerpo. Si la mujer sigue comiendo lo mismo que antes, engordará sin remedio. También vemos a menudo que, en las mujeres menopáusicas, aumenta la grasa abdominal, en una barriga que parece imposible de eliminar. ¿Una solución eficaz? ¡Moverse más! El hecho de que después de la menopausia el abdomen sea el lugar de acumulación preferido de la grasa se debe probablemente al cambio en la relación entre estrógenos y testosterona, en la que la hormona masculina toma la delantera. Y la testosterona es, finalmente, la responsable de una mayor acumulación de grasa en el abdomen de las mujeres. Las mujeres que producen demasiada testosterona, como sucede, por ejemplo, en el caso del síndrome del ovario poliquístico (SOP), también tienen una silueta con más grasa abdominal y caderas estrechas. En los hombres, sin embargo, una gran cantidad de testosterona produce más masa muscular y menos grasa abdominal. En resumen, cuando se trata de una distribución de grasa saludable, tener mucha testosterona es favorable para los hombres, pero desfavorable para las mujeres. Además, con la bajada de los niveles de estrógenos en las mujeres después de la menopausia, suben los niveles de colesterol e incluso la tensión, todo lo cual contribuye a un mayor riesgo de enfermedades cardiovasculares.

Cuando los hombres envejecen, sus niveles de testosterona en sangre descienden. Esto causa no solo problemas de potencia sexual, sino también de pérdida de masa muscular y... el crecimiento de la barriga. Existe una interesante relación entre un nivel demasiado bajo de testosterona en los hombres y el sobrepeso. Es bien sabido que un sobrepeso severo puede producir un nivel demasiado bajo de testosterona, pero lo contrario también se puede dar: cuando la testosterona está excesivamente baja, por ejemplo, porque los testículos —que es donde se produce la testosterona— no funcionan bien, los hombres ganan peso con mayor facilidad. Cuando se produce una situación así, puede tener sentido un tratamiento con testosterona para ayudar a los hombres a perder volumen de grasa. Pero lo más habitual es que la causa del bajo nivel de testosterona tenga que ver con el sobrepeso mismo. En este caso, lo que ocurre a menudo es que las hormonas masculinas como la testosterona se transforman en estrógenos, lo que es una de las causas del descenso del nivel de testosterona. Sin embargo, esto no quiere decir que todos los hombres con sobrepeso deban tomar testosterona adicional (por ejemplo, en forma de gel). Solo los hombres con muy bajos niveles de testosterona se benefician de ese tratamiento.

Ahora sabes que la extensión de nuestra grasa corporal es de todo menos inofensiva: mediante un sistema complejo que implica, entre otros, un equilibrio alterado de hormonas del tejido adiposo y sustancias inflamatorias, pueden surgir diversas enfermedades. El equilibrio en la cantidad de grasa que se acumula en nuestro tejido adiposo está controlado por dos mecanismos importantes: la cantidad de energía que entra en nuestro cuerpo (lo que, a su vez, depende de nuestro apetito) y la combustión en nuestro cuerpo. Ya hemos visto que la primera hormona del tejido adiposo que se descubrió, la leptina, tiene un gran efecto sobre las ganas de comer. Pero el apetito es bastante más complicado, y guarda muchas sorpresas.

5

¿Cómo funcionan nuestras sensaciones de hambre y de saciedad?

Comer sin freno: la historia de Joost

Joost tiene veintidós años y pesa ciento cuarenta kilogramos. Lleva toda la vida a dieta. En vano, porque su lucha contra los kilos continúa a fecha de hoy. Su madre, Maaike, se acuerda de lo siguiente:

«A mí me parecía que algo le pasaba a Joost desde que era bebé. Cuando le daba el pecho no quería soltarlo. En vez de los veinte minutos habituales, tardaba fácilmente tres cuartos de hora en darle de comer. ¡Y aun así se ponía a llorar cuando le retiraba el pecho! Muchas veces lloraba hasta la toma siguiente. No había manera, ni siquiera cuando me pasé a una leche de fórmula especial para niños con mucho apetito. A los doce meses era un bebé robusto, pero no muy gordo. En el hospital lo llamaban "el bebé gigante". Pero, a partir de entonces, todo se torció. A pesar de que le daba porciones normales, empezó a engordar mucho, ¡hasta tres kilos en un mes! Con año y medio pesaba dieciocho kilos y, un año después, treinta y dos. Estaba desesperada».

A pesar de que Maaike tenía la sensación de que Joost tenía algún problema físico, la remitieron primero a un psicólogo,

para ver si el problema era de ella y de su marido. Grabaron
vídeos en casa para estudiar cómo y en qué ambiente comía la
familia. Para gran alivio de Maaike, resultó que todo era completamente normal. Pero el problema seguía sin resolverse.
Joost seguía obsesionado con la comida. Maaike: «Un día
compré un pan fresco, que dejé con la bolsa abierta en la
mesa del comedor para que se enfriara. En un momento de
descuido, el pan había desaparecido. Y entonces vi a Joost.
Estaba sentado frente al televisor, dando cuenta del pan ente-
ro. ¿Era acaso esto normal?».

Pero la cosa fue a peor. Cuando Joost estaba en 5º de primaria, llamaron del colegio a sus padres porque había robado
dinero. ¡Para comprar comida! Fue un gran golpe. Joost fue
ingresado en observación en un centro de investigación en el
que se le diagnosticó TGD no especificado (una forma de autismo, algo que ya había sido dictaminado anteriormente). Pero
no consiguieron explicar su fijación con la comida. Tras meses
en el centro, nadie podía decirle a su madre qué le pasaba
a su hijo. La bombilla no se encendió hasta que ingresó un
chico que, al igual que Joost, lo único que quería hacer era
comer, y del que se sabía que tenía una mutación genética por
la que no sentía ninguna sensación de saciedad. ¿No tendría
lo mismo Joost?

Sus padres acudieron con Joost, que tenía ya doce años,
a la consulta de la pediatra y endocrina Erica van den Akker, en
el hospital infantil Erasmus MC-Sophia Kinderziekenhuis, en Róterdam, donde se le practicó un estudio en sangre. A los seis
meses llegó el resultado. En efecto, Joost tenía una anomalía
genética que hacía que le faltase el llamado receptor de mela-
nocortina 4 (MC4R). O lo que es lo mismo: el receptor del cerebro encargado de inhibir el apetito y de mantener en funcionamiento el metabolismo. Como consecuencia de esa alteración

genética, estos fenómenos no se producían en Joost y por eso siempre tenía hambre. Además, resultó también que Joost tenía un metabolismo lento.

Joost tendría que seguir, durante toda su vida, una dieta baja en calorías. Pero, a pesar de que solo ingería 1.150 kilocalorías al día (la mitad, aproximadamente, que los chicos de su edad), seguía engordando. Y eso era muy frustrante para sus padres y, sobre todo, para Joost, como recuerda su madre. Fueron tiempos difíciles. Joost tenía tanta hambre que trapicheaba con comida. Sabía conseguirla de las maneras más astutas. Por ejemplo, recogía en secreto botellas vacías por las que todavía pagaban el casco al devolverlas y con el dinero conseguido se compraba chucherías. O engañaba a la gente para que le diesen comida. Maaike: «Afortunadamente, nunca se han metido con él por su peso, aunque sí noto a veces las miradas de algunas personas. Por fin hemos encontrado un equilibrio adecuado. Lleva un par de años con el peso estabilizado, pero sigue teniendo un fuerte sobrepeso. No habla mucho de ello, pero eso se debe probablemente a su trastorno autista».

El propio Joost está bastante contento con el equilibrio alcanzado. Por supuesto, le gustaría estar más delgado, pero puede vivir con lo que le ha tocado en suerte (a pesar de que, desde los diecinueve años, padece una diabetes para la que está medicado). Lo más molesto para él es que todo el rato piensa en comer, sobre todo en cuanto se aburre un poco. Joost: «¡Si apareciese un día en el mercado una pastilla capaz de curar mi enfermedad genética, la tomaría inmediatamente! Pero tengo ilusiones por lo que me depare la vida. Me gustaría ser arquitecto y diseñar mi propia casa».

El apetito: una compleja interacción de hormonas y otros eslabones

Te habrás fijado en que la historia de Joost se parece mucho a la de Karin. Ambas ilustran claramente que una interacción de hormonas del apetito y otros eslabones cerebrales controla en gran medida las sensaciones de hambre y saciedad. Y tanto Karin como Joost padecen de una obesidad monogénica.

La leptina (la hormona de la grasa que se descubrió en primer lugar) es una de las hormonas del apetito más importantes y constituye, por tanto, un eslabón de un sistema mayor. La leptina emite al cerebro la señal responsable de la inhibición del apetito y provee al cerebro de información sobre la cantidad de grasa que acumula el cuerpo. Es, simplemente, una hormona fundamental que influye en nuestro estado nutricional.

Observemos con más atención este gran sistema del apetito y la saciedad. La grasa no es la única que manda al cerebro señales sobre el estado nutricional del cuerpo; también los intestinos, a través de los nervios, envían mensajes que influyen en el apetito. El regulador central del cerebro es el área antes citada: el hipotálamo. Una región realmente polifacética y versátil. Se podría comparar el hipotálamo con la torre de control del tráfico aéreo de un aeropuerto grande, en la que entran al mismo tiempo informaciones de todo tipo que hay que transformar, en muy poco tiempo, en acciones también de todo tipo. Desde la torre de control se vigilan los aviones que aterrizan y que despegan, además de otros vehículos que se encuentran en las pistas (como los carritos de equipaje o las escaleras móviles), y hasta las circunstancias meteorológicas. El hipotálamo recibe, de manera similar, una enorme cantidad de información que hay que encarrilar en la buena dirección.

La información que recibe el hipotálamo se refiere tanto a la ingesta de alimentos a largo plazo (¿con cuánta grasa de reserva cuento?), como a la ingesta de alimentos a corto plazo (¿qué acabo de meterme en la boca, y qué tengo que hacer con ello?). Además, este controlador del tráfico aéreo recibe, mediante señales de todo el cuerpo, datos de retorno sobre la cantidad de energía que está siendo utilizada, por ejemplo, por el tracto gastrointestinal, el páncreas y el tejido adiposo. Todas las sustancias mensajeras que llegan al cerebro tienen su propia «puerta de embarque», llamada núcleo. Las células adiposas anuncian con la leptina: «Las reservas de grasa son más que suficientes, baja un poco el apetito y sube la combustión». Desde el estómago llega la ghrelina, «la hormona del hambre», con el recado: «El estómago lleva un tiempo vacío, activa la sensación de hambre», de lo que hablaremos más adelante (*véase* figura 5).

En resumen, al hipotálamo llegan continuamente todo tipo de señales, con el efecto neto de que, a veces, se inhibe la sensación de hambre; que, en otras ocasiones, esta se vuelve a estimular, y que se reduce o se activa la combustión. La combinación de estos efectos resulta en el almacenamiento o en la combustión de grasa.

Si profundizamos en esta torre de control de nuestro cerebro y en todas sus puertas de embarque, nos quedará claro cómo se produce la sensación de saciedad. En una zona determinada de nuestro hipotálamo se encuentran las neuronas que producen diversas sustancias que, en función de la vía que tomen, o bien inhiben el apetito, o bien lo estimulan. La leptina, producida en la grasa, accede al cerebro a través de su propia «puerta»: el receptor de la leptina. Allí se inicia una «cascada» de sustancias en la que la producción de una estimula la de la siguiente, como fichas de dominó que van cayendo. El resultado final es la aparición de la sensación de saciedad.

Pero en esa cadena de fichas de dominó algo puede ir mal, como nos cuentan las historias de Karin y de Joost. En el caso de Karin, la leptina no puede unirse a su receptor. En el caso de Joost, el error se produce un par de fichas más adelante. Lo normal es que una de las sustancias liberadas se una al receptor MC4 en otra área del hipotálamo (*véase* figura 5) para obtener esa sensación de saciedad. Pero como Joost tiene una alteración genética por la que le falta ese receptor MC4, no puede dejar de comer. El fallo, en el caso de Joost, se produce en otro nivel del hipotálamo que en el caso de Karin. En el pasado se asumía que estas mutaciones genéticas eran raras, y no mucha gente sabía de su existencia. Sin embargo, recientemente analizamos el ADN de mil doscientos treinta neerlandeses con obesidad y descubrimos que, de ellos, por lo menos el cuatro por ciento tenía mutaciones genéticas específicas que causaban obesidad. Es muy posible que muchas personas, en todo el mundo, desconozcan que

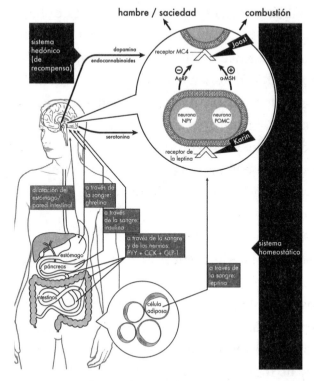

FIGURA 5. Sistema de regulación del apetito en el ser humano. ¿Cómo se ponen en marcha nuestras sensaciones de hambre y de saciedad, y nuestra combustión?

Cuando comemos, el tracto gastrointestinal envía señales al cerebro a través de hormonas como la hormona del hambre ghrelina y como las hormonas de la saciedad péptido YY (PYY), colecisto-quinina (CCX) y péptido similar al glucagón tipo 1 (GLP-1), y también mediante receptores especiales que miden la dilatación del intestino («mecanorreceptores»). Al mismo tiempo, el páncreas emite señales a través de, entre otras, las hormonas glucagón e insulina. Y también el tejido adiposo se hace oír, mediante hormonas como la leptina y la adiponectina. Todas estas sustancias mensajeras llegan al concurrido aeropuerto del hipotálamo, pero cada una a su propia puerta (el núcleo). Y cada una de estas sustancias lleva su propio mensaje y determina en parte si, en ese instante, debe estimularse o refrenarse el apetito. Y si ha llegado el momento de aumentar o, por el contrario, de reducir la combustión. Es lo que se conoce como el sistema homeostático. Si estas hormonas de la saciedad te indican que estás lleno, pero aparece un delicioso postre ante tus ojos, podrás comerlo a pesar de esa sensación, gracias al sistema hedónico (o sistema de recompensa). En el caso de Karin y de Joost, los receptores de estas hormonas de la saciedad no funcionan correctamente, por lo que siempre tienen hambre.

ellas también tienen una forma monogénica de obesidad. Esperamos que, en el futuro, el conocimiento de la existencia de estas enfermedades conduzca a mejores estrategias de tratamiento. El diagnóstico no solo es importante para reducir el estigma de la obesidad en estos pacientes (trataremos este tema en el capítulo 11), sino que permite un tratamiento individualizado, puesto que ya hay nuevas terapias farmacológicas disponibles para algunos de ellos y puesto que se están desarrollando nuevos medicamentos.

La elección de los alimentos es, a menudo, inconsciente

¿Sabías que, mientras masticas inocentemente la comida, se pone en marcha en tu cuerpo una especie de efecto dominó, responsable al final de que comas solo lo que tienes en el plato, y no todo el contenido de la fuente? Tener el estómago lleno no es lo único que te incita a dejar de comer, como piensan muchas personas. Las sensaciones de hambre y de saciedad son el resultado de una ingeniosa interacción de hormonas y neuronas. Y de un cerebro que toma decisiones.

Las investigaciones muestran que tomamos unas doscientas veinte decisiones al día relacionadas con los alimentos. La exposición a la comida en nuestro entorno y la manera en que reacciona nuestro cuerpo controlan en parte dichas decisiones. Ver una sabrosa rosquilla u oler una tarta de manzana recién horneada (o el mero hecho de pensar en ella) pueden hacerte ya la boca agua. Imagina que te gusta con locura el chocolate: entonces, solo el hecho de pensar en una chocolatina puede despertar las hormonas de tu cuerpo y disparar los valores de insulina en sangre, con la consecuencia de que tu nivel de glucosa baja y sientes una necesidad física real de azúcar. Y, cuando tras un largo día de trabajo, vuelves a casa y tienes que elegir entre una onza de chocolate o un bol de ensalada, tu reacción corporal te dirigirá más bien hacia esa onza de chocolate. A pesar de que sepas que la ensalada es mucho más saludable.

También la señal de parar de comer aparece en gran parte de manera inconsciente, influida en gran medida por nuestras hormonas. No paramos de comer así, sin más, porque tenemos el estómago lleno y no nos cabe ya, físicamente, nada más; paramos de comer, sobre todo, porque a nuestro intestino delgado le llegan sustancias nutritivas y después se disparan señales hacia el hipotálamo, a través de las neuronas y las hormonas. Solo cuando estas señales han sido recibidas correctamente se produce la sensación de saciedad y dejamos de comer. Esta sensación aparece antes en algunas personas que en otras y, en algunos casos excepcionales (como el de Karin y el de Joost), no lo hace nunca. Estas diferencias están parcialmente determinadas por nuestros genes. Al igual que la variación genética determina si tienes el pelo rizado o liso, o si tienes ojos azules, castaños o verdes, algunos tienen una propensión a sentir pronto la sensación de saciedad, y otros a sentirla más tarde. En este último caso, es más probable que la persona repita dos o tres veces en cada comida y, tal vez, que sea más gorda.

Imagina qué difícil tiene que ser no sentirte nunca saciado. Tener hambre continuamente, en un mundo en el que tienes comida a tu disposición por todas partes. ¡Y sobre todo alimentos ricos en azúcares y grasas! La pediatra Erica van den Akker, que trata a Karin, compara la experiencia de un hambre perpetua con una caminata a través de un desierto ardiente: «Estás completamente deshidratado y deshecho por la sed. Tienes la lengua pegada al paladar, por la sequedad. De repente, ves un delicioso vaso de agua fría. Pero no puedes tocarlo».

La hormona del hambre del estómago: la ghrelina

Hasta ahora hemos tratado sobre todo la sensación de saciedad. Pero ¿cómo se estimula nuestra sensación de hambre? Cuando se lleva cierto tiempo con el estómago vacío llega un momento en el que hay que comer. El cerebro recibe una señal para ponerse a comer cuando entra en acción la hormona del hambre del estómago: la ghrelina. La ghrelina es, por tanto, la contraparte de la leptina, a la que consideramos la hormona de la saciedad. Piensa una vez más en esa tarta de manzana recién horneada y en el apetito que te abre... Este fenómeno lo intensifica la ghrelina.

Resulta llamativo que la producción de ghrelina alcance un pico ya antes de la hora de comer y que descienda bruscamente en la hora siguiente a la ingesta. El aumento en la concentración de ghrelina provoca la elaboración de dos proteínas mensajeras («neurotransmisores») en el hipotálamo: el neuropéptido Y (NPY) y el péptido relacionado con la proteína agouti (AgRP), que inducen la sensación de hambre en el cerebro. Lo que hace especial a la ghrelina es que es la única hormona del hambre que se envía desde el cuerpo al cerebro. Las demás sustancias mensajeras que incitan a comer se producen todas en el cerebro. En esto difieren de las hormonas de la saciedad, que se producen en distintos lugares como el cerebro, los intestinos y el tejido adiposo.

La ghrelina estimula también la producción del jugo gástrico, los movimientos del tracto gastrointestinal y el vaciado del estómago. Así se prepara nuestro tracto gastrointestinal para la comida que va a tener que ser digerida. Cuando se tiene el estómago vacío se pueden oír ya los movimientos del estómago y de los intestinos. Lo que pasa en unas tripas que suenan es que los jugos gástricos se desplazan (el estómago vacío actúa, de hecho, como una especie de caja de resonancia). Pero ese gruñido del estómago no es siempre señal de hambre, por lo que no es necesario ponerse a comer enseguida. Puede ser, simplemente, que el cuerpo esté acostumbrado a ingerir algo en determinado momento, y por eso se esté preparando. ¡Así de grande es la influencia que llegan a tener nuestras costumbres en nuestro cuerpo!

Aunque pueda parecer magia, los pensamientos influyen en los niveles de ghrelina. Piensa otra vez en esa tarta de manzana que emite ese delicioso aroma. Los psicólogos de la Universidad de Yale hicieron un experimento fascinante. Dieron a cuarenta y seis personas sujetas al ensayo un batido de leche de 380 kilocalorías; a la mitad del grupo le dijeron que se trataba de un batido de alto contenido calórico (620 kilocalorías) y, a la otra mitad, que se trataba de un batido de tan solo 140 kilocalorías. Los investigadores tomaron muestras de sangre de las personas sujetas al ensayo, en diferentes momentos, para medir los niveles de ghrelina. Entre las dos primeras extracciones las personas tenían que leer y juzgar la etiqueta (falsa) del batido. Después se les pidió que lo bebieran y que volvieran a juzgarlo. De las mediciones se desprende que la idea preconcebida de las personas que creían haber tomado un batido muy energético produjo una fuerte bajada de los niveles de ghrelina. Los valores de ghrelina en sangre de las personas que pensaban haber bebido un batido mucho más ligero se mantuvieron prácticamente iguales. Del mismo modo, resultó que la sensación de saciedad de las personas sujetas al ensayo tenía mucho más que ver con la cantidad de calorías que las personas pensaban haber ingerido que con los valores nutritivos reales del batido. Es decir, que las personas sujetas al ensayo que pensaban haber ingerido muchas calorías se sintieron saciadas antes porque la hormona del hambre ghrelina disminuyó en su cuerpo. Los investigadores concluyeron que el efecto de lo que comemos en nuestros niveles de ghrelina se produce a través de nuestra mente. ¡Nuestra actitud puede, por tanto, influir en nuestra reacción ante la comida!

Hace unos diez años, el profesor neerlandés Aart Jan van der Lelij y el profesor italiano Ezio Ghigo descubrieron algo interesante. Con sus equipos, hallaron que una hormona hermana de la ghrelina, la llamada ghrelina desacilada, inhibe la hormona del hambre, y que las dos juntas tienen efectos beneficiosos sobre el metabolismo: entre otros, en cómo reacciona nuestro cuerpo ante los azúcares que ingerimos. Los resultados de su investigación podrían ser un impulso para la producción de nuevos medicamentos para las personas en las que los valores de ghrelina permanecen elevados durante mucho tiempo, o en las que es deseable mejorar el metabolismo de la glucosa y la insulina, como las que padecen diabetes.

Las hormonas intestinales también se comunican con nuestro cerebro

Existen otras hormonas del apetito. La producción de hormonas muy importantes se realiza no solo en el estómago, sino también más adelante en el tracto digestivo, al inicio del intestino delgado. Ya a principios del siglo xx se tenían indicios de que debían de existir sustancias que se fabrican en el intestino y que estimulan la producción de insulina en el páncreas. La utilidad biológica de dichas sustancias sería que los azúcares absorbidos desde el intestino con ayuda de la insulina podrían ser absorbidos a su vez, rápidamente, por las células corporales. Esta investigación permaneció olvidada en un cajón de un polvoriento escritorio durante décadas, hasta que volvió a aparecer en los programas de investigación en 1964. Cosas así suceden a veces en la ciencia.

Ese año se confirmó, de nuevo, mediante investigaciones científicas, que en el cuerpo hay hormonas intestinales. Resultó que la ingesta oral de glucosa provoca una mayor segregación de insulina que cuando la glucosa se inyecta directamente en la corriente sanguínea. Investigaciones complementarias demostraron que esto debía de producirse mediante hormonas segregadas por el intestino. ¿Qué eran esas sustancias misteriosas? No fue hasta 1970 cuando se descubrió la primera, llamada «GIP»; la segunda y más importante, el péptido similar al glucagón tipo 1, o GLP-1, lo fue en 1984. Se producen después de ingerir una comida y se las conoce con el nombre genérico de «incretinas».

El GLP-1 se utiliza actualmente, en forma químicamente modificada, como medicamento contra la diabetes (ya que aumenta la segregación de insulina por el páncreas) y, con una dosificación mayor, se prescribe también en algunos países contra el estreñimiento. Al contrario que la ghrelina, las incretinas inhiben el apetito. Parece lógico, porque después de una comida hay que emitir señales al cerebro para inhibir el apetito. Pero ¿cómo sabe el intestino que debe segregar incretinas? El estímulo para ello es una subida del nivel de glucosa en sangre, y eso es exactamente lo que pasa después de comer.

Después de una comida también se secretan el péptido YY (PYY) y la colecistoquinina (CCK). Estas hormonas intestinales tienen un efecto similar a una incretina. El PYY, entre otras cosas, ralentiza el vaciado del estómago, por lo que se siente antes la sensación de saciedad. Además, esta hormona aumenta la producción de insulina por parte del páncreas e inhibe nuestro apetito. La CCK también ralentiza el flujo estomacal y es, además, una hormona saciante (*véase* figura 5).

«Cannabis» en tu cerebro: el sistema endocannabinoide

Aquellas personas que hayan fumado marihuana alguna vez lo saben bien: además de la euforia, a menudo entran unas ganas irrefrenables de comer, o antojos. Los efectos del cannabis, o marihuana, se descubrieron hace unos cinco mil años. Fue una de las primeras plantas utilizadas como medicamento, y también como sustancia estimulante y en ceremonias religiosas. Milenios después se descubrió que el componente activo del cannabis es el «delta-9-tetrahidrocannabinol» (THC). También se descubrieron los receptores a los que se conecta el cannabis. Incluso resultó que el cuerpo tiene su propio sistema endocannabinoide.

Al igual que otras especies animales, las personas producimos endocannabinoides, sustancias grasas del cuerpo que activan el mismo receptor que el THC, el principio activo del cannabis. Estos endocannabinoides solo se producen en el momento en que son necesarios, y desempeñan un papel importante en cómo nos sentimos, en nuestra memoria y en nuestro sistema de recompensa del cerebro, como en las adicciones al alcohol y a las drogas. También las personas que corren largas distancias conocen los efectos de los endocannabinoides en el cerebro: esos pequeños dolores que se reprimen y la euforia que aparece durante el esfuerzo, es decir el *runner's high*, o la euforia del corredor. La misma euforia que se obtiene cuando se consume una buena dosis de cannabis. Como hemos dicho antes, el cannabis provoca también un aumento del apetito. ¿Por qué? El THC del cannabis (al igual que los endocannabinoides propios del cuerpo) influye en nuestras ganas de comer, pero también en nuestro metabolismo de las grasas y de los carbohidratos y en nuestro equilibro energético. El efecto en el apetito se produce mediante receptores del hipotálamo, en nuestro cerebro. Si estos receptores se «encienden», se nota una necesidad mayor de comer. El efecto del THC en el metabolismo de las grasas y los carbohidratos se produce mediante receptores que se encuentran en todo tipo de células corporales como, entre otras, las musculares y las adiposas. La estimulación de los receptores de estos órganos ocasiona un metabolismo más lento de los carbohidratos y las grasas. Además, parece que las neuronas de nuestro hipotálamo producen continuamente endocannabinoides que colaboran en la regulación estricta de nuestra sensación de hambre. En el cuerpo casi nada se deja al azar, como en un aeropuerto bien organizado con un control del tráfico aéreo profesional. Pero es verdad que, a veces, un desajuste tiene como consecuencia otro desajuste. Cuando un avión llega demasiado tarde, algunos pasajeros pierden su conexión. También cuando el peso corporal es demasiado elevado suelen producirse varios desajustes. En investigaciones con ratones corpulentos que no tenían leptina se constató, además, que esos ratones producían cantidades anormalmente elevadas de endocannabinoides en el hipotálamo, lo que contribuía a una mayor sensación de hambre.

Puesto que los endocannabinoides estimulan nuestro apetito y ralentizan nuestro metabolismo de los carbohidratos y de las grasas, parecía lógico pensar en crear un medicamento capaz de bloquear esta reacción. Y así se hizo: a principios de este siglo se desarrolló el medicamento contra la obesidad llamado Rimonabant, que bloquea el efecto de los endocannabinoides en uno de los diversos tipos de receptor de endocannabinoides existentes, y que resultó ser eficaz para perder peso, siempre en combinación con hábitos de vida saludables. El remedio fue acogido con entusiasmo porque, al reprimir el apetito, a los usuarios les resultaba mucho más fácil reducir su ingesta de alimentos. El Rimonabant fue aprobado por las autoridades europeas y salió al mercado en 2006, en Europa y en treinta y ocho países del mundo, incluyendo México y Brasil, pero no en los Estados Unidos. Por desgracia, en los años siguientes se constató que los usuarios del medicamento no solo perdían peso, sino que podían padecer graves efectos secundarios psiquiátricos: se relacionó una mayor probabilidad de depresión e incluso de suicidio al tomar Rimonabant. El producto fue retirado del mercado mundial en 2009. Pero el interés en los endocannabinoides y las posibilidades que ofrecen para luchar contra la obesidad sigue siendo importante.

¿Por qué comemos cuando no tenemos hambre? El papel del sistema de recompensa del cerebro

Piensa en una cena excesiva de Navidad en la que, después de ocho platos copiosos, tomas, sin embargo, una bola de helado, un trozo de tarta y un poco de queso, a pesar de que todas las alarmas suenan en el hipotálamo para avisarte de que estás lleno. ¿Por qué seguimos comiendo? ¿Porque es muy agradable? ¿O porque el anfitrión ha pasado dos días trajinando en la cocina y no queremos decepcionarlo? ¿Porque nos han enseñado desde pequeñitos a no dejar nada en el plato? ¿O —y esta suele ser la razón— simplemente porque la comida está tan buena? A este fenómeno lo llamamos el «apetito hedónico». En este caso no nos impulsa nuestra necesidad física, sino el sistema de recompensa de nuestro cerebro. Este sistema está determinado, en parte, por la genética, pero parece ser también, en parte, adquirido.

Imagina un niño que se cae de la bicicleta y se hace un rasguño en la rodilla. Pongamos que se llama Lucas. Su madre acude corriendo y lo ayuda, con mimos, a levantarse. Lo lleva a casa, echa un vistazo a la herida, y seca sus lágrimas. Decide que no tiene sentido ponerle una tirita, pero busca una golosina para su hijo. Lucas hace un par de pucheros, ve la golosina y su rostro se ilumina. La golosina le consuela. Y así entra, en ese momento, en pleno funcionamiento el sistema de recompensa de Lucas, lo que da un paso más en el establecimiento del comportamiento adquirido: ¡la comida puede ser un consuelo!

Los estudiosos del comportamiento reconocen en el futuro «hedonista» Lucas tres componentes de la recompensa: *liking* (gustar), *wanting* (querer) y *learning* (aprender). Estos componentes de la recompensa están conectados entre sí, pero cada uno tiene su propio control. El sentido del gusto que suscita el contacto con la comida (*liking*) provoca la motivación de querer comerla (*wanting*). Estos componentes se refieren respectivamente al impacto «hedónico», o sensación de placer, de una recompensa, y a la motivación por una recompensa. *Learning* se refiere a las asociaciones que vinculamos nosotros mismos a una recompensa. Así surge el comportamiento adquirido, como en el caso de Lucas, que recibe una golosina después de haberse herido. La sensación de placer que produce la golosina se vincula a la idea de que las golosinas son una buena manera de aliviar el dolor o de encontrar consuelo.

Los animales utilizados en los experimentos nos muestran que el sistema endocannabinoide es importante para las experiencias (sensoriales) hedónicas de la comida. La dopamina, llamada también la «sustancia de la felicidad» del cerebro, desempeña un papel destacado entre los componentes *wanting* y *learning*. La dopamina es un eslabón importante de nuestro sistema de recompensa y, por consiguiente, de las adicciones. Cuando un adicto consume su bebida o sus drogas produce una cantidad enorme de dopamina. La dopamina también produce una sensación agradable de placer y felicidad en las personas que no son adictas. Se libera, por ejemplo, cuando te espera una tarta de manzana caliente después de un largo paseo a la intemperie. La exposición a estímulos agradables relacionados con la comida, como el sabor, el olor o el aspecto de los alimentos, activa el sistema de recompensa de nuestro cerebro. Piensa, por ejemplo, en uno de esos puestos de gofres, que tan bien huelen, en medio de una zona comercial. Solo el olor de los dulces calientes produce ya un grato estímulo. Esta reacción del cerebro también se observa con estímulos como la música, el dinero, el sexo y las drogas. Se han realizado investigaciones con un escáner especial en personas obesas, y se ha observado que estas personas muestran, ante la visión de fotografías de comida, una actividad cerebral diferente a la de las personas con un peso normal. Debido a estas reacciones cerebrales no resulta sorprendente que se considere, a veces, que la obesidad es una adicción a la comida.

La serotonina es otra «sustancia de la felicidad» que desempeña un papel importante en las adicciones y que, además, inhibe el apetito. Se sabe que esta sustancia provoca una sensación de bienestar y tiene un efecto calmante en las personas. Nos ayuda a dormir, influye en nuestra sensibilidad al dolor y nos hace emocionalmente estables. Además, la serotonina emite al cerebro, a través de, entre otros, el receptor MC4, una señal de saciedad, aunque el estómago no esté lleno. La serotonina se fabrica a partir del aminoácido triptófano. Y el triptófano se encuentra, a su vez, en nuestros alimentos, como, por ejemplo, en los plátanos, en las legumbres, en las nueces y en las semillas: alimentos que tienen realmente un efecto saciante. Comer carbohidratos también produce un aumento de serotonina. Por eso a algunas personas les gusta tanto comer carbohidratos, porque les produce una sensación agradable. Por desgracia, un exceso de carbohidratos contribuye a la obesidad, por lo que esa sensación dura poco. En algunos países se vende un medicamento inhibidor del apetito, llamado Lorcaserin, que activa el receptor de la hormona de la felicidad serotonina en el cerebro. Está claro que partes del cerebro implicadas en las adicciones también desempeñan un papel importante en el apetito, pero estas vinculaciones no están suficientemente demostradas como para poder llamar a la obesidad «adicción a la comida».

Y, sin embargo, hay personas para quienes la comida es realmente una obsesión, porque padecen una sensación extrema y continua de hambre, como Karin y Joost. Y, también como en algunas adicciones, en estos casos hay que prevenir, cerrando con llave los armarios de la cocina. Aunque seguirá existiendo la posibilidad de que la persona afectada registre el cubo de la basura en un vano intento de conseguir comida. Es posible que, en no mucho tiempo, se disponga de un medicamento que restablezca la sensación de saciedad en algunas personas con una alteración genética rara como estas. Las primeras investigaciones en este sentido han dado resultados esperanzadores. Pero, para otras, no existe remedio para la sensación de hambre infinita, por lo que no les queda más remedio que aprender a vivir con este desajuste, extremadamente pesado, en el funcionamiento de las hormonas del hambre, y a aceptar que su cuerpo tendrá siempre un peso excesivo. Y también deberán seguir esperando que los demás las acepten tal como son, algo que no siempre resulta fácil en nuestra sociedad, que discrimina a las personas que luchan con su peso.

Por lo demás, para todos es importante y útil saber cómo podemos proporcionarnos fácilmente una sensación de saciedad. Puedes utilizar este conocimiento de las hormonas del hambre y de la saciedad para mantener dentro de los límites la cantidad de comida que ingieres cada día (*véase* recuadro 7, con trucos prácticos para sentirte saciado más rápidamente).

RECUADRO 7. Sugerencias prácticas para sentirte saciado antes

Algunos alimentos envían al cerebro una señal de saciedad más fuerte que otros. Comiendo estos alimentos, o siguiendo los demás consejos, conseguirás una sensación de saciedad más rápida o más duradera:

- Para sentirte saciado hasta el almuerzo, completa el desayuno con, por ejemplo, un huevo (rico en proteínas), copos de avena (ricos en fibra, proteínas y beta-glucanos) o algunas nueces sin salar (contienen proteínas y ácidos grasos insaturados).
- Añade a tu almuerzo, de vez en cuando, medio aguacate o legumbres (garbanzos, lentejas o judías).
- Toma una taza de sopa baja en calorías o un vaso de agua (¡mejor fría!) antes de comer.

- Consume, también de vez en cuando, productos fermentados (como pepinillos o chucrut) y pimentón picante (¼ de cucharadita en el almuerzo), que es, además, un buen producto para estimular la combustión.
- Como las hormonas de la saciedad tardan, de media, unos veinte minutos en ponerse a funcionar, también ayuda comer despacio y masticar mucho. Observa cuántas veces sueles masticar antes de tragar (¿cuatro, ocho veces?) e intenta multiplicar esa cifra por dos o por tres.
- Come de un plato pequeño (da una mayor sensación de saciedad, por efecto óptico) y con cubiertos pequeños (ayudan a comer más despacio, al ser menor la cantidad de comida por bocado). De este modo, das a tu cuerpo más tiempo para producir las señales de saciedad.
- Sirve las porciones adecuadas en la cocina, o pon en la mesa una fuente con la porción medida, para que los aromas de la cacerola no te sigan abriendo el apetito.
- ¡Come con conciencia! Es decir, no delante del televisor. Utiliza tus sentidos para alertar al cerebro de que está entrando comida en tu cuerpo, y lograr así que el sistema que produce la sensación de saciedad se active en el momento oportuno.

¿Cómo podemos controlar un comportamiento alimentario saludable?

En muchos países no tienes más que cerrar la puerta de casa detrás de ti para que las tiendas y los puestos callejeros te ofrezcan las comidas más deliciosas. ¡Intenta no caer en la tentación! Y, si a los adultos nos cuesta, ¿qué ocurre con los niños? Ganaremos muchísimo si somos capaces de refrenar la ingesta de todos esos alimentos que se nos presentan en nuestro entorno.

En algunos países se han tomado medidas drásticas, como una tasa sobre el azúcar que encarece los productos ricos en azúcares, o como leyes y normativas que restringen la publicidad dirigida a los niños de productos nocivos para la salud (como golosinas, refrescos, galletas y bollos). Algunas de estas medidas han demostrado ser muy eficaces. La Organización Mundial de la Salud (OMS) aboga por un impuesto sobre las bebidas azucaradas y por una mejor política en materia alimentaria en las escuelas. Por ahora, son ya cuarenta los países que han establecido un impuesto sobre los productos ricos en azúcares. Esta medida ha tenido éxito, entre otros países, en México. Los mexicanos son forofos de los refrescos. Tras la aplicación de la tasa del azúcar, la población mexicana bebe casi un ocho por ciento menos de bebidas azucaradas. La tasa sobre el azúcar contribuye no solo a unos mejores hábitos de vida, sino que los ingresos que con ella se obtienen podrían ser reinvertidos (en un mundo ideal) en nuevas medidas preventivas y en la creación de un entorno saludable.

Pero hay otras posibilidades, además de las leyes y normativas y las tasas e impuestos, para estimular un comportamiento saludable. El científico neerlandés Roel Hermans, que estudia la conducta humana, tiene buenas propuestas al respecto. Por ejemplo, los productos muy calóricos podrían venderse en porciones más pequeñas (pero no demasiado, claro, porque nadie compraría una bolsa con tres M&M's), y los productos sanos, al contrario, en porciones más grandes. Estos ajustes son una buena respuesta al llamado *medium size effect*, o efecto del tamaño mediano, es decir, a la tendencia que tienen las personas a adaptar sus hábitos alimentarios a la porción que se les ofrece. De este modo, las personas comerían, sin darse cuenta, más cantidad de los productos saludables y menos cantidad de los insanos.

Los productores de alimentos podrían adaptar el formato de sus envases a uno «mediano» más ajustado, ya que las personas tienen una tendencia natural a escoger el tamaño mediano. O, dicho de otro modo: elegimos lo que se aproxima más a la norma o lo que se nos presenta como la opción más común, lo que se conoce como el «efecto predeterminado».

Con estos datos se puede jugar de manera creativa... Piensa, por ejemplo, en un batido de una cadena de comida rápida: si el tamaño mediano se reduce al tamaño del pequeño actual, y el pequeño se reduce todavía más, las personas seguirán pidiendo el formato mediano. También ayuda que, en las baldas de los supermercados, se ponga una cantidad mayor de los envases más pequeños y una cantidad mucho menor de los más grandes. Así, las personas tendrán la sensación de que ese envase pequeño es el tamaño «normal» y, por tanto, lo escogerán más. Porque muchas personas se acomodan de buena gana a las normas. También sería conveniente que los supermercados hicieran que los precios de las porciones más pequeñas fuesen más atractivos. Ahora ocurre justo lo contrario: cuanto mayor es el envase, más barato, por gramo, resulta el producto. Lo cual está muy bien para los detergentes, pero, en el caso de los alimentos nocivos para la salud, lo que se consigue así es que, a menudo, el cliente tome la decisión equivocada.

Las investigaciones demuestran que las personas comen un treinta y cinco por ciento más si se dobla el tamaño de la porción. Una porción tan grande parece producir un estímulo visual inconsciente para comer más. Y resulta que esto es válido más aún cuando se trata de comida nociva que de comida saludable. Piensa, por ejemplo, en uno de esos bufés en los que puedes comer todo lo que quieras y en los que te espera comida en abundancia. Lo más probable es que en un sitio así comas más que cuando, en casa, te sirves tú mismo una cantidad adecuada. Además, resulta también que los bocados que tomas son más grandes cuando la porción es mayor. Por eso tienes menos contacto bucal con lo que comes, y ese contacto es necesario para provocar en tu cuerpo una sensación de saciedad. Así que, lo ideal para inducir esa sensación y para ingerir menos calorías, es ese enorme plato que te traen en un restaurante de tres estrellas, con un minúsculo montoncito de comida, estupendamente presentada, que vas comiendo poco a poco, a bocaditos y tranquilamente. Sí, claro, por desgracia, los precios de esas cenas son tales que te dejan la cuenta bancaria vacía antes de conseguir saciarte el apetito.

Resumiendo, tenemos nuestras hormonas del apetito y de la saciedad, que nos producen la sensación de tener hambre o, por el contrario, la de estar llenos (sistema homeostático). Pero esas señales pueden verse anuladas por procesos controlados, sobre todo, por la mente y, simplemente (y no las menos de las veces), porque algo nos parece muy rico y la comida nos proporciona una sensación de recompensa (sistema hedónico). Por eso, a veces somos capaces de engullir de postre esa tarta de manzana con nata, a pesar de sentirnos completamente saciados después de una cena de tres o cuatro platos. Esperemos que, con los consejos del recuadro 7, te sea más fácil mantenerte firme en este mundo lleno de comida tentadora.

6.
La combustión
de la grasa corporal

Nuestro hermoso motor de combustión

Acudes a una fiesta de cumpleaños y te has prometido a ti mismo que no vas a comer más que un trocito de tarta. Solo para probarla. Que se acerca el verano... A tu lado se encuentra una persona insultantemente delgada, y tú piensas que seguro que esa pobre desdichada no come nada más que pepinos. Pero nada resulta ser menos cierto. Primero, se come un trozo de tarta el doble de grande que el tuyo; después, dos vasos de refresco de cola (y no de la versión *light*) y, para finalizar, un montón de canapés. Alguien que come de ese modo, seguro que corre todas las semanas una maratón para mantener esa figura. Con discreción, intentas averiguar si esa persona practica o no mucho deporte. Para tu gran desconcierto, te responde:

—No, no hago nada, salvo un pequeño paseo para sacar el perro. ¿El deporte? ¡Qué pereza!

¿Cómo consigue alguien así, que no practica deporte y que se atiborra de ese modo, mantenerse delgado? Muchas personas se imaginan este sistema como una especie de motor de combustión que puede encenderse o apagarse, siendo las calorías el combustible. Pero el sistema no es tan sencillo. Porque las personas somos bastante más complejas que un coche. Y no es que la combustión de un vehículo sea algo simple. Por eso vamos a presentar ahora un curso intensivo de metabolismo.

Ya estés corriendo una maratón o sentado delante del televisor, cada célula de tu cuerpo está constantemente quemando nutrientes (en especial, ácidos grasos, como ya hemos visto), transformándolos en sustancias energéticas y liberando calor. Las células intestinales, las neuronas, las células adiposas y las musculares: cada célula contribuye a nuestra combustión total, aunque es cierto que alguna más que otras. Cuando corres una maratón, por ejemplo, son las células de tus músculos y pulmones las que trabajan más arduo mientras que, cuando acabas de comer, son las células intestinales las que deben esforzarse más. Como cada célula del cuerpo contribuye a la combustión, esta se divide en «componentes».

El primer componente es el «gasto energético en reposo», o metabolismo basal. Se trata de toda la energía que se quema cuando no se está realizando ninguna actividad y se está acostado. Como el corazón tiene que seguir latiendo, el cuerpo tiene que mantener su temperatura, el cerebro tiene que mantenerse en funcionamiento y las hormonas tienen que conservar su equilibrio, este estado de reposo es responsable de casi el sesenta por ciento del gasto energético diario. El metabolismo basal es de, aproximadamente, mil cuatrocientas kilocalorías al día en las mujeres y de mil ochocientas en los hombres. Esto es así simplemente porque los hombres son, de media, más grandes que las mujeres y tienen más masa muscular.

Pero las personas pasan, como mucho, unas ocho horas en estado de reposo total al día, mientras duermen vagando por el mundo de los sueños. Para mantener en marcha la combustión se necesitan, en primer lugar, alimentos. Y claro, la digestión de la comida, la absorción de los nutrientes y el almacenamiento de grasas y azúcares —cuando hay un exceso— también consumen energía. Llamamos a este mecanismo el «efecto térmico de los alimentos» y es responsable del diez al quince por ciento del gasto energético total. Pues sí, comiendo se contribuye al gasto energético, aunque la combustión de un manojo de apio requiere del cuerpo más energía que la combustión de un plato de natillas.

Y, para finalizar, existe también la «termogénesis por actividad física» (termogénesis = combustión) o, dicho de otro modo, la energía necesaria para las actividades de la vida diaria: andar, hablar, trabajar y hacer deporte. Se trata de, aproximadamente, el veinticinco o el treinta por ciento del gasto energético total.

En movimiento: estar de pie y *fidgeting*

En esta «termogénesis por actividad» reside la respuesta a la pregunta de por qué algunas personas parecen poder comer todo lo que quieran sin ganar nunca ni un kilogramo, aunque parezca que no hacen nada de deporte. Porque muchas personas se mueven cada día más de lo que piensan. Compara a estos dos colegas: Chris y Guido. Chris es un hombre de unos cuarenta y cinco años, con un ligero sobrepeso. Tiene un empleo de oficina y se pasa el día sentado en una silla. Solo en la pausa para comer se va andando hasta la cantina de la empresa para comprar un sándwich. Si quiere preguntarle algo a un colega, le manda un correo electrónico, en vez de ir hasta su puesto. Guido acaba de llegar a la cincuentena y luce un aspecto deportivo. Tiene instalada una aplicación en su móvil que le recuerda, cada 45 minutos, que estire un poco las piernas y ande diez minutos. Se desplaza para ir a buscar un vaso de agua y se va hacia donde están sus colegas para consultar las dudas. También tiene una mesa especial en la que puede trabajar de pie.

Chris y Guido realizan el mismo trabajo, pero, casi sin darse cuenta, Guido consume muchas más calorías que Chris, cada día. Al estar sentado, Chris quema unas ochenta kilocalorías cada hora, mientras que Guido, al trabajar de pie, quema unas cien kilocalorías en el mismo tiempo. Además, el cuerpo de Guido es más grande y tiene más masa muscular, lo que implica una mayor combustión en reposo. Si a esto se añaden todas las demás calorías quemadas por todo tipo de actividades físicas y cerebrales, y la energía que necesita el metabolismo para que todos los procesos de nuestro cuerpo funcionen correctamente (¡sí, incluso para que tu cuerpo absorba y digiera la comida hacen falta calorías!), resulta que, al final del día, las diferencias en combustión entre Chris y Guido pueden llegar a ser muy altas, aunque no lo parezca.

En nuestra sociedad occidental las personas pasan, de media, unas doce horas al día sentadas, muchas de ellas frente al ordenador o frente al televisor. Si añadimos siete horas de media de sueño, las personas pasan unas diecinueve horas al día sentadas o tumbadas. Lo cual es mucho más de lo que hacían nuestros ancestros... Y no es una buena noticia, porque las personas que pasan mucho tiempo sentadas suelen pesar más, padecen diabetes más a menudo y tienen más probabilidades de padecer enfermedades cardiovasculares. ¿Cómo se puede compensar esta vida sedentaria? ¿Haciendo deporte todos los días? ¿O existen otras formas?

Unos investigadores neerlandeses estudiaron este tema hace un par de años. En su investigación participaron tres grupos de personas sujetas al estudio: un grupo (el grupo de control) debía pasar catorce horas al día sentado. Otro grupo debía pasar trece horas sentado y una haciendo deporte. Y un tercer grupo debía cambiar seis horas de estar sentado por cuatro horas de caminar y dos horas de estar de pie. Para comprobar quién tenía la combustión más favorable, las personas sujetas al experimento tenían que beber una bebida azucarada, para medir qué grupo procesaba mejor la glucosa. Que las personas que se pasaron todo el tiempo sentadas no ganaran no constituyó una sorpresa para nadie. Lo que sí fue muy sorprendente es que el grupo al que se había sustituido el estar sentado por pasear obtuvo mejores resultados que el grupo de los que estaban sentados y hacían deporte.

Las diferencias empezaron a notarse ya a los cuatro días. Lo que la investigación demostraba es que hacer deporte una hora al día no puede compensar los efectos nocivos de estar todo el día sentado. Otros estudios han confirmado que puedes mejorar tu estado de salud si pasas algunas horas de pie en vez de sentado y si das pequeños paseos asiduamente. Además, se ha demostrado también que moverse entre una ocupación y otra es bueno para el estado de ánimo. ¿Qué te impide trabajar de pie? ¿Que tienes que acostumbrarte a subir la altura de la mesa? ¿Temes que te duela la espalda? Si tus colegas te miran raro, no tienes más que decirles lo siguiente: «Winston Churchill también escribía siempre sus discursos de pie». Lo que, además, es cierto.

Créenos: no tienes que correr maratones para estar sano (*véase* recuadro 8). Además de trabajar de pie y dar unos pasos de vez en cuando, existen muchas otras maneras de quemar más calorías sin apenas darte cuenta. Por ejemplo, menear (inadvertidamente) los pies todo el día, o jugar continuamente con las llaves de casa, los clips o cualquier otro material de oficina, a menudo sin ser tú consciente. A las personas que realizan estos tipos de gestos las llamamos *fidgeters*, del inglés *fidgeting*, que quiere decir «estar inquieto» o «moverse nerviosamente». Las personas delgadas resultan ser, a menudo, *fidgeters* más acérrimas que las personas con sobrepeso, según investigaciones que se han hecho sobre este fenómeno. En los *fidgeters*, su nerviosismo llega incluso a anular los efectos nocivos de pasar demasiado tiempo sentados. Así que, si estás buscando una manera sencilla de perder peso, cómprate una pelotita antiestrés (que, además, no hace ruido) o estira con regularidad los músculos de las pantorrillas (no lo notará nadie).

RECUADRO 8. Trucos para aumentar el gasto energético con movimientos

Incrementando cada día la cantidad de movimientos puedes aumentar tu metabolismo en cientos de kilocalorías al día.
Algunos consejos:

- ¿Trabajas sentado? Hazlo de pie, en una mesa alta, algunas horas cada día e intenta darte un paseíto cada hora.
- Usa un podómetro e intenta dar por lo menos 10.000 pasos al día.
- Aspira a convertirte en un *fidgeter*: estira más a menudo y conscientemente los músculos, da golpecitos con el bolígrafo, o manosea algo.
- ¡Ten un perro y paséalo!

Un buen quemador: la grasa parda

Estar de pie, andar, manosear o menear los pies son buenas maneras de incrementar la combustión diaria. Pero existe otra forma estupenda de transformar calorías en calor (que de esto es de lo que se trata con la combustión). Esta otra manera tiene que ver con nuestra grasa parda. Has leído bien: en nuestro cuerpo tenemos dos tipos de grasa. La blanca y la parda. El tejido adiposo corporal del que hemos estado hablando hasta ahora, y que almacena grasas, es la grasa blanca. Cada tipo de grasa debe su nombre, como ya habrás imaginado, al color que tienen sus células adiposas. Los primeros indicios de la existencia de la grasa parda datan de 1551. El naturalista suizo Konrad Gessner describió ese año la grasa parda como «ni grasa ni carne (*nec pinguitudo nec caro*), sino algo intermedio». Y no le faltaba razón a Gessner. La grasa parda es un órgano y parece, en muchos aspectos, una mezcla de grasa blanca y músculo.

Los biólogos saben ya, desde hace tiempo, que los animales que pasan largas temporadas en estado de hibernación, como los erizos, tienen grandes cantidades de grasa parda. Durante todo el tiempo que dura el letargo, los erizos tienen que vivir de sus reservas de grasa. Y consiguen consumir una cantidad mínima de energía al bajar su temperatura corporal lo más posible. Los erizos pueden llegar hasta casi los cero grados. Poco antes de despertar, su cuerpo tiene que entrar en calor rápidamente. Para ello utilizan una «estufa» de su cuerpo, capaz de transformar con celeridad las grasas y los azúcares en calor. Así vuelve a calentarse el cuerpo del erizo. Esta «estufa» es la grasa parda.

También los bebés humanos tienen una gran cantidad de grasa parda, especialmente entre los omóplatos. Esta grasa resulta imprescindible, porque los bebés pierden mucho calor a través de la cabeza, que es relativamente grande en comparación con su cuerpo, y tienen todavía pocos músculos para producir calor tiritando (tiritar es una forma de generar calor con los músculos). Los bebés mantienen su calor corporal al avivar su estufita de grasa parda.

La grasa parda es un remanente fantástico de la evolución. Además de a periodos de hambrunas, en las que subsistían gracias a su grasa blanca, nuestros ancestros también estaban expuestos a periodos de frío extremo, durante las glaciaciones. Como tiritar consume mucha energía, en épocas de mucha hambre resulta muy útil disponer de un órgano adicional que te puede calentar desde dentro. Actualmente hace mucho que sufrimos la última glaciación y nuestras casas están confortablemente caldeadas. Por eso, a partir de la pubertad, cuando nuestra masa muscular crece y podemos tiritar de manera efectiva, dependemos menos de nuestra grasa parda. Y, después de la infancia, la grasa parda que tenemos entre los omóplatos desaparece en gran medida. Durante mucho tiempo se pensó que era para siempre. Pero estudios recientes han demostrado que esto no es exactamente así...

El (re)descubrimiento de la grasa parda fue, en cierto sentido, una casualidad. En el servicio de medicina nuclear de los grandes hospitales, la investigación del cáncer se hace mediante la tomografía por emisión de positrones (PET). Para detectar las células cancerosas, se inyecta a los pacientes, a través de los vasos sanguíneos, una sustancia radioactiva parecida al azúcar. Como las células cancerosas tienen un metabolismo rápido y absorben mucha azúcar, estas aparecen en la imagen más claras y nítidas que las células sanas. Hace unos quince años, mientras estudiaban las imágenes de este tipo de escáner, los médicos de medicina nuclear observaron algo curioso. En varios pacientes que se habían sometido al escáner en invierno, se percibía absorción de azúcar en lugares extraños, como en el cuello y alrededor de la aorta. Un lugar muy poco probable para un cáncer. ¿De qué se trataba? Se decidió tomar una biopsia del tejido que se veía más claro en la imagen. Cuando lo estudiaron al microscopio, los investigadores no daban crédito: era un tejido lleno de gotas de grasa y repleto de mitocondrias (las centrales de energía de la célula). Y contenía una proteína especial que solo aparece en la grasa parda. Para su sorpresa ¡habían descubierto grasa parda! Desde entonces, muchos otros estudios han demostrado que los adultos seguimos teniendo grasa parda.

Cuando se expone a adultos al calor y se los estudia después mediante un escáner PET, se observa en la imagen que la grasa parda casi no absorbe azúcar. Es lógico: la grasa parda no tiene motivo para estar activa cuando hace calor. Pero, cuando se expone a las mismas personas, durante dos horas, a un frío medio (basta con 15-17 ºC), entonces se ven franjas enteras de grasa parda en el interior del cuerpo, sobre todo a lo largo de la aorta y en el cuello (*véase* figura 6). Cuanto más joven y delgada es la persona, más grasa parda se observa. Se calcula que los adultos jóvenes tienen alrededor de trescientos gramos de grasa parda. En comparación con la cantidad de grasa blanca, que puede llegar a ser de decenas de kilogramos, no es prácticamente nada. Pero, con el (re)descubrimiento de nuestra grasa parda, se abrió un nuevo campo de investigación sensacional.

La grasa parda quema las grasas y genera calor

¿Representa el descubrimiento de la grasa parda la clave de la solución para las personas con sobrepeso? Para responder a esta pregunta tenemos que observar con más detalle cómo funciona exactamente la grasa parda. Por ejemplo, ¿cómo sabe que tiene que «encenderse» y generar calor? Pues mediante un sistema muy ingenioso. Por toda nuestra piel hay sensores de temperatura que registran si la piel está expuesta al frío o, por el contrario, al calor (del mismo modo que lo hace el termostato de nuestro salón). Estos sensores de la piel transmiten esta información al centro de regulación de la temperatura del cerebro, que se encuentra en el ya citado hipotálamo (la «torre de control»), donde se regulan también el metabolismo y el apetito. El hipotálamo procesa todos los datos que le llegan y saca una conclusión: hay que sumar calor o hay que retraer calor. Esto último se consigue dilatando los vasos sanguíneos de la piel, para ponerse a sudar. Se puede apreciar en una sauna: como los vasos sanguíneos de la piel se dilatan, la temperatura corporal sube y la piel enrojece. Por el contrario, cuando se necesita combustible adicional, el cerebro manda una señal a la grasa parda para que se «encienda». Esto se produce con mucha rapidez, en pocos segundos, y a través determinados nervios. Cuando esta señal llega a la grasa parda se produce toda una serie de procesos simultáneos, todos ellos con el fin de generar calor.

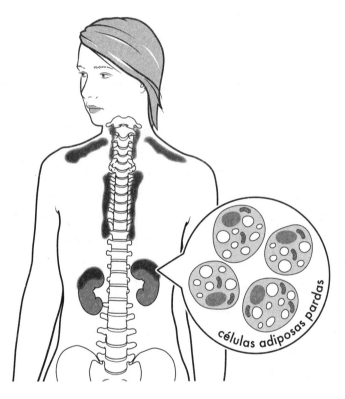

células adiposas pardas

FIGURA 6. Ubicación de la grasa parda en el adulto.

Al igual que la grasa blanca, la parda también se extiende por nuestro cuerpo y se compone de diversas «almohadillas adiposas». Si las observamos más de cerca, vemos que están formadas por una multitud de «células adiposas pardas», al igual que la grasa corporal del abdomen y de las caderas se compone de «células adiposas blancas». Pero, debido a su función, las células adiposas pardas tienen un aspecto completamente diferente (*véase* figura 6). Ya sabemos que la célula del tejido adiposo blanco, debido a su función de almacenamiento de grasa, se compone de una gran gota de grasa que la ocupa casi en su totalidad. Por el contrario, la célula adiposa parda se caracteriza por tener varias gotas de grasa pequeñas, entre las que se encuentran muchas mitocondrias (que son, como ya se ha explicado, las centrales energéticas de la célula). Y son precisamente estas mitocondrias las que le proporcionan su color a las células adiposas pardas.

Cuando el cerebro «enciende» la grasa parda, se ponen en marcha, al mismo tiempo, todo tipo de acciones. Las pequeñas gotas adiposas liberan ácidos grasos, utilizados como combustible. Estos ácidos grasos se queman en las mitocondrias. Y estas mitocondrias son, en la grasa parda, ligeramente diferentes a las de las otras células. Gracias a esto, y cuando es necesario, la grasa parda puede quemar los ácidos grasos y generar calor neto.

¿Perder peso gracias a la grasa parda? La historia de Barbara

Entonces, ¿se puede perder peso haciendo trabajar más a la grasa parda? Pues sí, se puede, tal como nos lo revela la historia de Barbara.

Barbara es una mujer de sesenta y un años que trabaja en una tienda de ropa. Está casada y tiene dos hijas adultas. En su tiempo libre le gusta practicar yoga y cocinar. Barbara ha sido siempre delgada y ha tenido cuidado en mantener un peso estable. Hasta que sucedió algo extraño.

Barbara: «Me di cuenta de que tenía cada vez más apetito; ya no me bastaban los dos sándwiches del mediodía. Por la tarde sentía tanta hambre que asaltaba la lata de galletas de la despensa. Incluso mis colegas empezaron a advertirlo. Sabían que yo siempre vigilaba mi peso... También en la cena me servía un segundo plato y, además, antes de acostarme, ya volvía a tener hambre».

Pero, pese a su apetito creciente, Barbara no engordaba. Es más, empezó a perder peso. Después de tres meses la balanza le indicaba una pérdida de cinco kilogramos.

«Cuando me miraba en los espejos de la tienda, veía que la ropa me colgaba cada vez más de los hombros y que tenía la cara cada vez más chupada. Los clientes habituales empezaron a preguntarme: "¿No estarás enferma? ¡Se te ve tan delgada!". Y a veces no entendía nada: ¡de repente, sin ningún motivo, tenía tanto calor!».

Barbara decidió observarse todavía un poco más. Pero, cuando un mes después, resultó que había vuelto a perder un kilo de peso, acudió a su médico de familia. Este tampoco pudo entender qué le pasaba a Barbara. Le hicieron una analítica de sangre, pero sin resultado. «Mi tiroides funcionaba correctamente y los demás valores sanguíneos también eran normales.»

Barbara fue derivada al hospital, para ver si tenía una inflamación, o si había alguna otra razón por la que su cuerpo mantenía ese índice de combustión tan alto. ¿Podría tratarse de un tumor?

«Empecé a preocuparme mucho. ¿Qué me pasaba? Unos días después me hicieron una tomografía, en la que se observó algo poco habitual.»

Cerca de la cadera se veía una masa de seis centímetros de diámetro que absorbía mucha glucosa. ¿Una inflamación? ¿Un tumor? Se realizó una biopsia para averiguar de qué tipo de células estaba formada la masa. Pronto se obtuvo el resultado: las células estaban llenas de bolas de grasa y de mitocondrias. Era un tumor benigno de células pardas. Algo muy excepcional. Después de extirpada la masa, Barbara dejó de sentir esa sensación tan exagerada de hambre y recuperó diez kilogramos de peso.

La historia de Barbara revela que, cuando el cuerpo tiene un exceso grande de grasa parda, se pierde peso rápidamente. A pesar de que su historia es excepcional, este «efecto secundario» de la grasa parda es precisamente la razón por la que los científicos están tan entusiasmados con ella. ¿Sería posible incitar la combustión estimulando la grasa parda? ¿Aunque no se tenga nada más que trescientos gramos?

Para comprender en qué medida contribuye la grasa parda al metabolismo de las personas sanas, unos investigadores de Leiden, del equipo al que está vinculada Mariëtte, llevaron a cabo un experimento en el que expusieron, a hombres jóvenes, a un frío intenso, midiendo su metabolismo antes y después de dicha exposición. El frío es, de hecho, el estimulante natural de la grasa parda. Estas personas sujetas al experimento debían permanecer tumbadas y quietas entre esterillas por las que circulaba agua fría. Después de solo dos horas de exposición al frío, el metabolismo aumentó en una media de doscientas kilocalorías al día. La investigación reveló, por tanto, que, si «encendemos» al máximo el resto de la grasa parda que conservamos, quemamos unas doscientas kilocalorías más cada día. Teniendo en cuenta que en un kilogramo de grasa blanca se almacenan unas nueve mil kilocalorías, deberíamos repetir el experimento durante cuarenta y cinco días para quemar un kilogramo de grasa pura. Lo que corresponde a ocho kilogramos de grasa al año. Puede parecer poco, pero la pérdida de solo ocho kilogramos tiene ya muchos efectos positivos para la salud en las personas con un sobrepeso severo. Por ejemplo, el cuerpo se vuelve más sensible a los efectos de la hormona insulina (por lo que los niveles de glucosa en sangre bajan, y con ello también el riesgo de padecer diabetes), y tener una menor cantidad de grasas en sangre implica una disminución de la acumulación de grasa en el hígado.

Un grupo de pioneros en el campo de la grasa parda del Japón decidió ponerla a prueba y estudiar en detalle su potencial. Encontraron una decena de hombres jóvenes dispuestos a participar en un estudio a baja temperatura. Se expusieron desnudos, dos horas al día y durante seis semanas, a una temperatura de 17 °C (una temperatura justo un poco más baja que la habitual en una habitación). El grupo de control no lo hacía. ¿Qué ocurrió? Pues que el grupo que se expuso desnudo al frío perdió, en esas seis semanas, casi un kilogramo de grasa corporal.

RECUADRO 9. Consejos para aumentar la combustión mediante la grasa parda

La grasa parda transforma las calorías en calor, y de este modo puede ayudarte a perder grasa. Como la grasa parda es muy sensible al frío, es fácil entrenarla cada día. Se puede hacer de estas maneras:

- Terminar la ducha diaria con unos minutos de agua fría.
- Tomar de vez en cuando un baño de agua fría.
- Bajar la calefacción unos grados, sin ponerse ropa de abrigo.
- Dejar jugar a los niños más a menudo al aire libre, sin ropa de abrigo (¡los niños se resfrían por un virus, no por el frío!).
- Hacer deporte al aire libre, y no en un gimnasio; ir al trabajo en bicicleta y, con más razón, si hace frío.
- Comer pimentón picante y beber café y té verde.

¡Pasar frío de vez en cuando no es tan terrible!

Claro, los hombres jóvenes sanos no son el grupo objetivo de esta investigación: lo que interesa es que este fenómeno funcione en personas con obesidad y diabetes. Un estudio de un equipo de investigadores de Mastrique ya ha demostrado que, en los hombres con obesidad, la grasa parda aumenta cuando se someten, durante diez días, a un «tratamiento de frío» (pasar seis horas al día, en pantalón corto y camiseta, en una habitación a una temperatura de entre 14 y 15 ºC). Este tratamiento tan corto también tuvo efectos positivos en hombres con diabetes. El mismo protocolo espartano de frío consiguió que estos hombres se volviesen mucho más sensibles a la insulina, lo que les permitió reducir casi a la mitad la cantidad de insulina que debían inyectarse. Esto puede imputarse, en parte, a los efectos beneficiosos de la grasa parda. Lo que no se estudió, desgraciadamente, fue durante cuánto tiempo se mantiene el efecto. Pero lo que sí hemos aprendido de estos estudios es que la grasa parda tiene el potencial de acelerar el metabolismo y disminuir nuestra masa de grasa blanca. Con algunos trucos, tú también puedes entrenar a tu grasa parda (*véase* recuadro 9).

¡No me dejes frío!

En general, a las personas no les gusta el frío y, en invierno, prefieren acurrucarse en el sofá con una mantita, que es justo lo que no conviene hacer para estimular la grasa parda. Por eso se investigan con ahínco maneras de estimular la grasa parda sin tener que exponerse al frío como, por ejemplo, mediante hormonas, alimentos o medicinas. Estos experimentos se llevan a cabo todavía, fundamentalmente, con ratones.

Un ejemplo de una hormona que puede activar la grasa

parda es la ya citada hormona tiroidea. Esta es, probablemente, una de las razones por las que las personas con una tiroides hiperactiva suelen tener calor y pierden peso a pesar de comer cada vez más. Y viceversa. La hormona tiroidea es fundamental para un buen funcionamiento de la grasa parda. Por eso, las personas con una tiroides hipoactiva engordan y tienen frío, aunque la temperatura ambiente sea normal. Ejemplos de componentes alimentarios que activan la grasa parda en ratones son las capsaicinas (un componente de los pimientos picantes), la catequina (presente en el té verde) y la cafeína. La lista de medicamentos que podrían activar la grasa parda se alarga cada semana: medicamentos para la diabetes, para el TDAH, e incluso determinados tratamientos para reducir la presión arterial resultan poder aumentar, en ratones, la combustión por parte de la grasa parda. Y existe otra forma más de intensificar la actividad de la grasa parda. También en estudios con ratones se ha observado que las células adiposas blancas se pueden transformar en células adiposas pardas, bajo la influencia de determinados factores (el frío, por ejemplo, pero también ciertos medicamentos). ¡Parece un truco de magia! Imagínate. ¡Con la cantidad de células adiposas blancas que tenemos! El metabolismo recibiría un importante estímulo si consiguiéramos transformar tan solo una pequeña parte de esas células adiposas blancas en células adiposas pardas. Algunos investigadores fantasean todavía más. Por ejemplo, se podría retirar unas pocas células adiposas blancas, mediante liposucción, para cultivarlas en laboratorio y tratarlas después con alguna sustancia que haga que se transformen en células adiposas pardas. Luego, no habría más que volver a inyectar esas células en el cuerpo del paciente, para aumentar así su cantidad de células adiposas pardas. Tal vez parezca ciencia-ficción, pero en los ratones ya ha tenido éxito. Quién sabe...

Desgraciadamente, los resultados de experimentos en ratones no pueden aplicarse directamente a las personas. El ratón y el ser humano son diferentes. Además, los ratones, debido a su constitución más compacta, tienen relativamente mucha más grasa parda que las personas. Por eso, una terapia que active la grasa parda tendría efectos mucho más notables en los ratones que en las personas. Por ejemplo, si se activa su grasa parda, los ratones pueden perder en pocas semanas la mitad de su grasa corporal. Con ello, se disminuyen drásticamente el nivel de glucosa en sangre y la cantidad de grasas —como el colesterol— en sangre, y llegar incluso a reducirse la calcificación de las arterias.

Sin embargo, ya se han obtenido algunos resultados interesantes en personas. Por ejemplo, las capsaicinas (la sustancia que se encuentra en los pimientos) aceleraron el metabolismo de hombres jóvenes y sanos cuando las tomaron, en forma de pastilla, durante seis semanas. Lo que se pudo atribuir a una grasa parda más activa. Y, actualmente, se están realizando, en personas, ensayos de muchos medicamentos, con unos primeros resultados esperanzadores. En resumen, se están produciendo muchos descubrimientos en el ámbito de la grasa parda. Está fuera de toda duda que el frío es un estimulante eficaz de la misma; los efectos a largo plazo de los diversos medicamentos y alimentos se irán viendo a lo largo de los próximos años. Y, hasta que llegue ese momento, ¡come picante y date una ducha fría!

7

La grasa y nuestro ritmo biológico

Un ritmo altamente alterado: la historia de Femke

Femke es azafata. Un trabajo bonito y polifacético, pero a menudo turbulento, literal y figuradamente. Y excepcionalmente malo para el ritmo circadiano.

«Me acuerdo perfectamente de un vuelo a Nueva York, en el que sufrimos una enorme turbulencia. El aparato descendió abruptamente unos metros. Sonaron las alarmas acústicas para que los pasajeros se atasen los cinturones. Los respaldos de los asientos y los portátiles tableteaban. Las tazas brincaban y un hombre se derramó el café en el regazo.»

Se oía maldecir. Un bebé empezó a llorar y su madre buscó rápidamente un chupete. Femke, una mujer que no se deja amilanar fácilmente, echó para atrás su cola de caballo y se dirigió resueltamente hacia el hombre, con aire desconcertado, que se había tirado el café encima, y se lo limpió. Sonrió con paciencia y se cuidó de que el resto del pasaje también aguantara bien el mal rato. «Afortunadamente, pasamos la turbulencia y aterrizamos con total seguridad en Nueva York.»

Unas horas más tarde, Femke se encuentra por fin en su habitación de hotel. Está agotada por el viaje y también completamente desorientada, porque se ha saltado una noche de sueño.

«Me quité los zapatos y me dejé caer en la cama. ¡Uf! Allí estaba otra vez ese vuelo. Quería dormir. ¡Estaba tan cansada! Y me dolía la cabeza. Y me sentía toda floja. No sabía si tenía hambre o no. Tuve la suerte de encontrar una barra de chocolate en el bolso. Me la comí. Me había propuesto tomar solo un trozo pero, antes de que pudiera darme cuenta, la había devorado toda entera. Unos días antes del vuelo a Nueva York había vuelto de otro vuelo intercontinental a Bangkok. En realidad, ya no sabía ni en qué huso horario se encontraba mi cuerpo. En Nueva York eran solo las cuatro de la tarde. Y ahora ¿qué hago? ¿Quedarme despierta e ir a cenar? ¿O acurrucarme placenteramente en la seductora cama de hotel, con sus sábanas blancas como la nieve?

Todo aquel que haya viajado alguna vez a otro huso horario o que haya trabajado en el turno de noche se reconocerá en la historia de Femke. La desorientación total, la duda de si debes dormir o no, el cansancio que todo lo domina y, sobre todo: la tentación de comer algo graso, en la que caes con todo placer. La alteración del biorritmo de tu cuerpo no queda impune. En las últimas décadas el número de trabajadores que cumplen su jornada en los turnos nocturnos ha aumentado sustancialmente en todo el mundo. Se estima que del quince al veinte por ciento de los trabajadores de los países desarrollados lo son en turnos. Y las personas que trabajan en los turnos de noche padecen de sobrepeso más a menudo y corren mayor riesgo de desarrollar algunas enfermedades, como diabetes, enfermedad crónica de los riñones y puede que hasta algunos tipos de cáncer. ¿Por qué? ¿Qué ocurre con la grasa corporal y con el apetito cuando se altera el ritmo circadiano? ¿Y cómo hace el cuerpo humano para saber qué hora es?

Nuestro reloj biológico

Si observamos el universo, veremos que hay todo tipo de fenómenos que siguen un ritmo: la órbita de la Tierra y de otros planetas, las estaciones, los días, los árboles y las plantas, los animales, etcétera. Y, del mismo modo, el cuerpo humano. Se sabe, ya desde el siglo xviii, que los organismos poseen una especie de reloj biológico interno, responsable de que vivamos con un ritmo determinado. Al astrónomo francés Jean-Jacques d'Ortous de Mairan le llamó la atención, cuando estudiaba determinada planta, que esta abría las hojas cuando había luz y las volvía a cerrar cuando caía la noche. Cuando puso la planta en una habitación oscura, las hojas se siguieron abriendo y cerrando en momentos concretos. Así que parecía que el proceso de apertura y cierre de las hojas se regulaba independientemente de la luz, desde la propia planta, como por un reloj interno.

Durante mucho tiempo no supimos cómo funciona exactamente ese reloj biológico, ni si las personas también tenían uno. En las últimas décadas se han hecho importantes descubrimientos en este ámbito, que han sido coronados finalmente con un premio Nobel. En la década de 1970 el investigador norteamericano Seymour Benzer y su alumno Ronald Konopka descubrieron que, en las moscas de la fruta, las mutaciones en un gen desconocido desregulaban por completo el reloj biológico. Llamaron a ese gen desconocido «Periodo», y a la proteína que codifica, «PER». Otros científicos norteamericanos estudiaron más a fondo este gen en la década de 1980. Consiguieron aislar el gen y descubrieron que la proteína PER se acumula por la noche en los núcleos celulares, y disminuye de nuevo durante el día. Sorprendentemente, resultó que los niveles de la proteína PER fluctúan en ciclos de veinticuatro horas, en perfecta sincronía con el ritmo humano de sueño y vigilia. Pero seguían faltando algunas piezas del rompecabezas. Porque ¿cómo se reduce la fabricación de la proteína PER en determinado momento, de modo que su producción no prosiga sin parar en el núcleo de la célula? ¿Te imaginas el desastre que se ocasionaría en una célula si estas proteínas siguieran produciéndose sin descanso?

Otro científico norteamericano, Michael Young, encontró la respuesta a esta pregunta poco después. Descubrió que, además de PER, existen otros dos genes reloj que colaboran con el gen Periodo, y les puso los nombres de «Timeless» y «Doubletime». Estos genes son responsables de que la proteína PER pueda entrar en el núcleo de la célula, y reprimen la actividad del gen Periodo para que la proteína PER no se acumule en exceso en él.

Las proteínas de las células tienen su ritmo de veinticuatro horas gracias a este maravilloso sistema. El equipo investigador, compuesto además de por Michael Young por Jeffrey Hall y Michael Rosbash, descubrió, por tanto, los mecanismos del reloj biológico, y la manera en la que el cuerpo humano se sincroniza con la naturaleza. Un logro científico de primer orden. No por nada obtuvieron el premio Nobel de Fisiología y Medicina en 2017.

Desde que se descubrió que todo en la naturaleza tiene su propio ritmo, se ha ido sabiendo más sobre el reloj biológico del ser humano. Este reloj determina, en gran medida, los patrones de sueño, la interacción de las hormonas, la temperatura corporal, la presión arterial y los hábitos alimentarios. Resulta que el hipotálamo desempeña el papel de reloj central en este sistema. Así que, además de su función de «torre de control de tráfico aéreo» en la liberación y la absorción de hormonas y de la regulación del apetito, del metabolismo y de la temperatura corporal, el hipotálamo tiene más competencias. Se podría considerar al hipotálamo como ese clásico e imponente reloj de pared del salón que suena a un ritmo constante y que marca el paso al resto del cuerpo. Hace poco se descubrió que diversos órganos tienen su propio reloj. Estos serían como los despertadores de las mesillas de noche y unos pequeños relojes de pared en las habitaciones que, de un modo maravilloso, están conectados entre sí, sincronizados por el gran reloj del hipotálamo (*véase* figura 7).

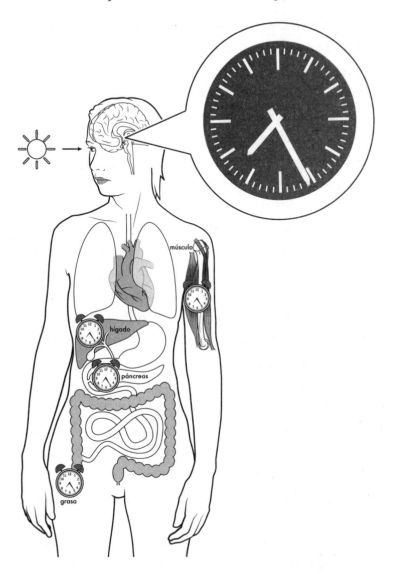

Figura 7. El reloj biológico en el ser humano, con un reloj central en el hipotálamo y relojes pequeños en diversos órganos.

¿Cómo alteran los hábitos alimentarios nuestro reloj biológico?

Tu alimentación influye en tu reloj interno. Puedes observarlo cuando cambias tus horarios y, por ejemplo, te atiborras por la noche. Esto altera los pequeños relojes e interrumpe la conexión con el «reloj central». Y eso de comer por la noche ocurre más de lo que pensamos. Por supuesto, están esas personas que, de repente, sienten apetito a mitad de la noche; pero piensa, sobre todo, en esas otras personas que trabajan en turnos de noche, o en las azafatas como Femke, que viajan a través de distintos husos horarios. Están obligadas a comer por la noche. Esa ingesta nocturna altera el metabolismo y, por ejemplo, eleva también los niveles de glucosa en sangre. El gran reloj central del hipotálamo le dice al cuerpo que no se debe comer en ese momento, y se lo comunica también rápidamente a todos los demás pequeños relojes y despertadores de los órganos. Si, a pesar de todo, se come, se despierta en primer lugar el reloj del páncreas, para producir inmediatamente insulina para digerir los azúcares que entran en el cuerpo. Así, todos los demás relojes y, por tanto, tu equilibrio corporal, ven interrumpido su ritmo natural.

Los científicos siguen descubriendo motivos por los que estos desarreglos del reloj interno resultan funestos para la salud. La sociedad actual influye profundamente en nuestro reloj biológico. El reloj central del hipotálamo es muy reactivo al entorno y, especialmente, al cambio de la noche al día. La oscuridad provoca que se produzca la hormona del sueño, la melatonina, responsable de que nos entre sueño y nos durmamos fácilmente. La luz diurna inhibe la producción de melatonina. Si Femke quiere adaptar su propio biorritmo al horario norteamericano, lo mejor que puede hacer al llegar al hotel es exponerse a la luz del día, para que su reloj central sepa que su cuerpo debe permanecer despierto. Si tiene que volver a volar al día siguiente y quiere mantener el ritmo de los Países Bajos, deberá oscurecer bien la habitación del hotel o taparse los ojos con una máscara para dormir, para que la luz solar no entre a través de las pupilas y le mande una señal al cerebro. Por eso, uno de los consejos más recurrentes para las personas que duermen mal es que lo hagan en una habitación oscura; otras recomendaciones son que la habitación esté bien ventilada y que no contenga estímulos (ya sean del televisor o del trabajo), ynorteevitar los esfuerzos mentales y físicos justo antes de irse a la cama, no echar cabezaditas por la tarde, y ser moderado con la ingesta de alcohol.

Una de las hormonas que reacciona ante otro ritmo de sueño y vigilia y que tiene un fuerte ritmo biológico es el cortisol. Hemos visto que esta hormona recibe también el nombre de la hormona del estrés, porque su producción aumenta con él (volveremos a hablar de esto más adelante). Necesitamos el cortisol continuamente, en todo tipo de procesos corporales, como en el sistema inmunitario y en el metabolismo de los carbohidratos. Cada nuevo día empieza con un chute sustancial de esta hormona en sangre, entre las cuatro y las seis de la mañana, y se alcanza un pico poco antes de o durante el despertar, sobre las siete o las ocho. Se podría decir que el cortisol es una especie de «hormona del despertar». En las primeras horas siguientes, es decir, tras el pico de cortisol, el nivel de esta hormona baja, primero de manera notable y luego más gradualmente, con un nuevo pico más pequeño durante o después de la hora de la comida. Por la tarde, el nivel de cortisol es bajo, y alcanza su punto más bajo entre medianoche y las tres de la madrugada. El ritmo repetitivo de despertar y dormir es lo que conocemos como el ritmo circadiano (de *circa* = alrededor de, y *dies* = día). Dentro de este ritmo, el cortisol tiene también su propio ritmo, ya que se produce por impulsos, grandes por la mañana y mínimos a última hora de la tarde y por la noche. Este nivel bajo de cortisol es muy importante para tener una buena calidad del sueño. Este sistema es muy sensible. Mira, por ejemplo, qué ocurre cuando pasas una noche en blanco y generas lo que se llama un «desfase horario (o *jet lag*) social».

La falta de sueño genera antojos: la historia de Erik

Erik ha pasado una noche divertida con sus amigos. Se ha limitado, conscientemente, a beber solo una cerveza, porque quiere estar en forma la mañana siguiente, cuando le espera un día ajetreado en el trabajo. Pero, al final, todo se ha descontrolado, aunque no haya tomado más que esa única cerveza. Se ha pasado toda esa noche veraniega sentado con sus amigos en un viejo balancín en la veranda, charlando de fútbol, gastándose bromas y, sobre todo, riendo mucho. Se les ha hecho muy tarde, sobre todo teniendo en cuenta que el día siguiente es laboral. Hacia la medianoche, su vecino y amigo ha sacado la freidora para freír unas empanadas de queso, que han desaparecido rápidamente de la bandeja.

Hacia las dos y media de la noche, Erik y dos de sus amigos se han ido en bicicleta. De camino a casa han pasado por delante de un bar, y a Erik se le ha hecho la boca agua. No ha podido resistir el olor a fritanga de patatas y salchichas. Así es que se han apeado de la bicicleta y han dado buena cuenta de un bocadillo de pan de pita con carne. Además, de postre, Erik se ha comprado una chocolatina. Deliciosa. A pesar de que su estómago estaba casi a rebosar, todavía había hueco para el dulce. Cuando, finalmente, ha llegado a casa, ha visto en el espejo un poco de chocolate en la comisura de los labios y salsa de ajo en la barbilla. Por fortuna, ha conseguido no despertar a su pareja. Eso sí, no se ha atrevido a darle un beso con la boca llena de ajo.

Después de apenas tres horas y media de sueño, a la mañana siguiente, Erik no está especialmente descansado. Siente que el corazón le da brincos en el tórax y la cabeza cargada. Se da una ducha refrescante y abre la nevera para servirse un gran vaso de leche chocolatada fría y cuatro tostadas con pasta de chocolate. ¡Erik está listo para empezar el día!

¿Por qué dormir poco engorda?

La falta de sueño abre el apetito. Y no un apetito de cualquier alimento. No, produce, específicamente, ganas de comer alimentos de alto contenido calórico o *snacks*. La necesidad de Erik de englutir un bocadillo de pan de pita después de una salida nocturna es, por tanto, un fenómeno completamente biológico. Las investigaciones muestran que, después de una noche de menos de cinco horas de sueño, medidas como «tiempo tumbado en la cama», se produce una alteración de las hormonas del hambre. Ya hemos visto, en capítulos anteriores, que la hormona del hambre ghrelina despierta el apetito y que la leptina es la responsable de la sensación de saciedad. La falta de sueño provoca una subida de ghrelina y una bajada de leptina. Así es como dormir poco te produce hambre. Además, la falta de sueño aumenta también el contenido de cortisol en sangre, lo que contribuye a abrir el apetito. La consecuencia de todo esto es que es fácil que comas de más y, sobre todo, productos poco saludables. Si estas agradables veladas hasta la madrugada se convirtieran en habituales, la falta de sueño y el horario inapropiado de la ingesta nocturna de alimentos podrían llegar incluso a producir en Erik un aumento considerable de peso. Podrías pensar que, puesto que estás más tiempo despierto y activo, automáticamente quemas más calorías. Y es verdad, pero, por lo general, este aumento de la combustión no compensa la cantidad de calorías que ingieres como consecuencia de ese aumento de las ganas de comer productos calóricos.

Se sabe que la falta de sueño produce todo tipo de problemas de salud. Las personas se vuelven más emotivas, se reducen sus capacidades de concentración, memoria y reacción (y, por tanto, aumentan los accidentes), se incrementa la propensión a las infecciones y la piel envejece más rápido. Sin embargo, los efectos citados del sueño en el apetito y en el metabolismo son menos conocidos. La falta de sueño parece contribuir también al desarrollo de sobrepeso. Se sabe que los niveles de glucosa en sangre pueden aumentar por un déficit de sueño, porque las células se vuelven menos sensibles a la insulina, lo que puede ser, a su vez, el primer paso para desarrollar la diabetes.

Y, efectivamente, los estudios epidemiológicos han mostrado una relación clara entre una cantidad reducida de horas de sueño y afecciones como la obesidad, la diabetes y enfermedades cardiovasculares. Esta relación es visible con una duración del sueño inferior a seis o siete horas. Y este es un hecho que no se puede ignorar, porque una encuesta de la National Sleep Foundation de los Estados Unidos reveló que una de cada cinco personas que participaron en su estudio del sueño duerme menos de seis horas en los días laborables. Existen más datos conocidos sobre la relación entre horas de sueño y peso corporal. Por ejemplo, los que facilitó un estudio de larga duración sobre el sueño, en el que se siguió a dos grupos de mujeres durante dieciséis años. Un grupo durmió, según su propia información, siete horas cada noche, y el otro grupo menos de cinco horas. En estos dieciséis años, el grupo de mujeres que dormía menos engordó, de media, más kilogramos que el de las que dormían más.

Por el contrario, dormir más conllevaría unos mejores hábitos alimentarios. Esto es lo que descubrieron unos investigadores del King's College de Londres. Resultó que las personas a las que se les aconsejó dormir 1,5 horas más (y que lo hicieron realmente) comían diez gramos menos de azúcares añadidos al final del estudio que al inicio del mismo. Además, ingerían cada día menos carbohidratos que las personas a las que no se les había aconsejado dormir más y que no habían alargado su tiempo de sueño.

De otro gran estudio británico, en el que se hizo el seguimiento a más de cien mil mujeres, resultó que las mujeres que no dormían en una habitación en total oscuridad eran más gordas que las mujeres que sí lo hacían. Esto no estaría relacionado con las hormonas del hambre, sino con una alteración del reloj central por la entrada de luz, que produce un desarreglo del metabolismo.

Puede parecer rebuscado, pero, para mantener unos hábitos alimentarios saludables, debes también procurar dormir una cantidad de horas suficientes por la noche. En estos últimos años varios estudios han mostrado que la relación entre dormir poco y el sobrepeso no se debe imputar exclusivamente a una modificación de las hormonas del hambre leptina y ghrelina. Intervienen más factores. Uno de ellos es la calidad del sueño, que es probablemente más importante que su duración.

La obesidad es uno de los principales alteradores del sueño. Las personas con obesidad sufren a menudo del «síndrome de apnea obstructiva del sueño», o apnea del sueño (que sufría también Rob, del capítulo 4). Se caracteriza por fuertes ronquidos alternados con pausas respiratorias («apneas») que hacen que el contenido en oxígeno de la sangre disminuya. La lengua y los músculos en torno al paladar se tensionan tanto que bloquean las vías aéreas. Una característica típica es la «señal del codo»: la pareja del roncador le da frecuentemente un golpecito en el costado con el codo para que deje de roncar o para que vuelva a respirar. La apnea no deja de tener consecuencias: la calidad del sueño se ve muy afectada y esto, a su vez, puede contribuir a la obesidad. Además, durante el día, estas personas suelen estar más cansadas y tienen problemas de concentración. Por si fuera poco, cuando se padece de obesidad y de apnea del sueño se corre más riesgo de contraer enfermedades cardiovasculares. No se ha aclarado del todo la relación entre estos factores, pero puede que se deba a los periodos de falta de oxígeno en sangre. La apnea del sueño se da a menudo en hombres de mediana edad con obesidad. Algunos personajes históricos la padecieron, como Napoleón. Y también Winston Churchill, que tenía un sobrepeso notable, a pesar de escribir sus discursos de pie... Felizmente, existen tratamientos para la apnea del sueño. Por ejemplo, una férula especial que adelanta un poco la mandíbula inferior o, cuando la apnea es más grave, una máscara especial de oxígeno que hay que ponerse por la noche. Con esto se consigue un sueño de mejor calidad y una disminución del cansancio diurno. Lo que puede, a su vez, contribuir a tener más energía para mover más el cuerpo. La apnea del sueño puede ser un factor que coadyuve a mantener un peso excesivo y que impida, por tanto, perder peso. Si quieres adelgazar y piensas que puedes padecerla, tienes que prestarle atención.

¿Qué pasa con nuestro ritmo biológico cuando nos saltamos el desayuno?

Hemos visto que la obesidad puede influir en nuestro sueño y que nuestro ritmo de sueño y vigilia puede influir en nuestros hábitos alimentarios. Y, ahora, acabamos de constatar que, por el contrario, nuestros hábitos alimentarios pueden influir, e incluso desajustar, nuestro ritmo biológico. Y no solo por la ingesta nocturna de alimentos, sino también por la comida que tomamos durante el día.

Como nuestro cuerpo tiene un biorritmo tan marcado, no solo importa qué y cuánto comes, sino también a qué hora comes. Seguro que has oído alguna vez que no es bueno saltarse el desayuno. Es más, que el desayuno es la comida más importante del día. Es cierto que saltarse el desayuno va unido a un aumento de peso y que puede contribuir al desarrollo de obesidad, diabetes tipo 2 y enfermedades cardiovasculares. En este contexto, resulta interesante saber que del veinte al treinta por ciento de los estadounidenses no desayuna, y que se ha constatado que, al tiempo que aumenta la epidemia de obesidad, se ha reducido el número de personas que desayuna. Se ha llegado a sugerir que es más difícil perder peso cuando no se desayuna, pero no existen hasta la fecha estudios serios a largo plazo que demuestren que desayunar facilita la pérdida de peso.

Pero ¿por qué es tan malo saltarse el desayuno? ¿No te «ahorras» así unas calorías? Durante mucho tiempo se supuso que el hecho de no desayunar implicaba una mayor tendencia a picar entre horas, con lo que se aumentaba la cantidad de calorías ingeridas. Lo que conllevaría el aumento de peso. Pero la profesora Daniela Jakubowicz, de la universidad de Tel Aviv, y su equipo de investigación descubrieron que los motivos son otros. Constataron que el desayuno actúa sobre los pequeños relojes de nuestros órganos que regulan los niveles de glucosa en sangre y de insulina después de la comida. Demostraron que el desayuno es un buen activador para la puesta en marcha de estos relojes que mantienen bajo control el nivel de glucosa, la presión arterial y el peso corporal. El estudio llegó a sugerir que hay que desayunar antes de las nueve y media para sincronizar bien los genes reloj. También se vio que el desayuno beneficia a los genes reloj tanto de los individuos sanos como de las personas con diabetes tipo 2; sin embargo, los genes reloj resultaron ser menos activos en aquellas personas que se saltaban el desayuno. Así que, si quieres mantener tu biorritmo natural, empieza cada día con un desayuno sano en el momento adecuado.

Hay estudios que demuestran claramente que ingerir la parte del león de los alimentos por la mañana es más saludable. Por supuesto, no se trata tanto de la cantidad de calorías como del valor nutritivo de los productos. Unos investigadores de Leiden descubrieron algo curioso en un estudio con ratones: la grasa parda es más activa por la mañana y, por tanto, la combustión funciona mejor. Si esto fuese válido también para las personas, quemaríamos la comida más rápido por la mañana. En resumen, que el adagio «desayuna como un rey, come como un príncipe y cena como un mendigo» sigue siendo válido en el siglo xxi.

El metabolismo y el efecto yoyó

Es fácil perturbar las hormonas del hambre. Y no solo mediante la falta de sueño. Mira, por ejemplo, el efecto yoyó: adelgazar y engordar sucesivamente. Un ritmo que no le gusta a quien cuida su peso. ¿Cómo se origina este efecto? Ya hemos visto, en los capítulos 3 y 5, que existen mecanismos biológicos que explican el efecto yoyó, y hemos aclarado también el papel que desempeña en él la hormona de la grasa leptina. Pero hay más explicaciones para este temido fenómeno.

El efecto yoyó y las dietas de choque: la historia de Chantal

Consideremos, por ejemplo, el caso de Chantal, una mujer agradable y espontánea de treinta y cuatro años. En el transcurso de los últimos años no ha hecho más que engordar progresivamente. «En la pubertad tenía un peso bastante normal. Tal vez fuese algo fofa, pero nada más. Noté que había engordado mucho después de mi primer parto, cuando tenía veintisiete años. Durante el embarazo había acumulado veintiún kilogramos, de los que la mitad, por lo menos, no perdí después. Le di el pecho a mi hijo, porque sabía que, además de los efectos positivos para el niño, era una buena manera de deshacerse de unas cuantas calorías. Por desgracia, tuve que dejarlo a las seis semanas, por una infección en la mama.»

Durante su segundo embarazo, tres años más tarde, sucedió más o menos lo mismo. Engordó «solo» dieciocho kilogramos, pero unos ocho no consiguió perderlos después. Su marido la llamaba cariñosamente su «querida morsita».

«Yo intentaba sonreír, pero, en el fondo, sentía como si me clavaran un cuchillo. Cuando me miraba en el espejo, comprendía perfectamente por qué lo decía. Parecía de verdad una morsa. Y una fea, además. Con una cabeza pequeña en relación con el cuerpo y grandes rollitos de grasa que no dejaban ver gran parte de las ingles y los muslos. Me sentía fatal.»

El peso de Chantal siguió aumentando progresivamente los años siguientes. Dormía con un sueño interrumpido, comía de manera irregular, se saltaba a menudo el desayuno y tomaba muchos tentempiés poco saludables. Además, se sentía estresada por las demandas del cuidado de sus hijos pequeños combinadas con las altas exigencias de su trabajo en una agencia de publicidad. Y todos estos factores (los cambios hormonales durante y después del embarazo, la falta de sueño, los hábitos alimentarios alterados y el estrés) contribuyen a engordar.

En lugar de solicitar ayuda profesional, Chantal decidió seguir una dieta de choque. Hizo, en primer lugar, una «cura de zumos» de dos semanas, y pasó después a batidos sustitutivos que compraba por Internet. Ingería cada día de quinientas a seiscientas kilocalorías.

«Me privaba de todo. Evitaba en lo posible las fiestas de cumpleaños, así como las comidas con mis amigas de toda la vida. Rechazaba los helados que me ofrecían en la playa. Mi amiga delgada me decía entonces: "¡Venga, anda! Solo un helado". Pero yo me mantenía firme. Y... ¡funcionaba! Perdí, por lo menos, unos cinco kilos en ocho semanas. Pero no tenía ganas de nada, así que mis buenos propósitos de hacer más deporte los dejé para más adelante. Lo que sí que hacía era dar cada día un pequeño paseo. Pero eso no era lo mismo que ese "estarás exultante de energía" que prometían todos los sitios web de adelgazamiento. Después de diez semanas me pasé a unos hábitos alimentarios lo más "normales" posible. Hacía tres comidas al día, y tomaba solo, en la medida de lo posible, tentempiés saludables. Pero seguía teniendo hambre y, poco a poco, aumentó la cantidad de tentempiés y de *snacks* insanos. Por mucho que me esforzara, me daba cuenta de que mi peso volvía a subir lentamente. En un par de meses volví a mi antiguo peso. ¡Incluso con un kilo más! ¿Cómo podía ser?»

Ganar peso después de un periodo de dieta severa es un fenómeno conocido y produce a menudo, además de muchísima frustración, que el peso siga aumentando después de una pérdida rápida: el efecto yoyó. Las dietas severas, si no se acompañan de una modificación de hábitos hacia un estilo de vida saludable, incluidos los hábitos alimentarios, pueden llegar a considerarse un factor que contribuye a la obesidad. Sobre todo, cuando no se asocian a una mayor actividad física. Solo las dietas muy bajas en calorías —por ejemplo, de menos de ochocientas kilocalorías— que se siguen en el contexto de un cambio de estilo de vida completo y, especialmente, si se supervisan adecuadamente, sirven para conseguir una pérdida de peso duradera. De hecho, los resultados a largo plazo (varios años) de aquellas personas que siguen una dieta severa y cuentan al mismo tiempo con orientación para cambiar su estilo de vida se diferencian muy poco de los de aquellas otras personas que solo han tenido una intervención dirigida a cambiar su estilo de vida.

Además, las dietas severas suelen ser, lógicamente, de corta duración, porque hay muy pocas personas capaces de mantener durante toda su vida una dieta de quinientas kilocalorías al día y porque el riesgo de padecer todo tipo de déficits nutricionales con estas dietas es grande.

La idea de que comer continuamente (demasiadas) pocas calorías es bueno para el ser humano procede, entre otros, de experimentos con animales. El profesor experto en envejecimiento Jan Hoeijmakers, de Róterdam, ha demostrado que una dieta baja en calorías favorece la supervivencia. Cuando se pone a dieta durante toda su vida (lo que se denomina una «restricción calórica») a moscas de la fruta, gusanos, roedores, vacas o perros, se obtienen siempre los mismos resultados: comer menos hace que el metabolismo sea más eficiente (es decir: más lento) y que el cuerpo sufra menos daños celulares. Sin embargo, una investigación estadounidense con monos, que se inició hace unos treinta años y que se publicó en la influyente revista *Nature*, siembra dudas al respecto. Al contrario de lo que ocurre con otras especies animales, una restricción calórica no implicaría, en los monos, una vida más larga. A los monos de este estudio se les proporcionaba un treinta por ciento menos de comida de lo habitual. Y las personas se parecen más, en muchos aspectos, a los monos que a las ratas... Por tanto, sigue sin saberse si una restricción calórica durante toda la vida resulta favorable para el ser humano.

Pero volvamos a Chantal, que se sometió ella misma a periodos de restricción calórica. ¿Cómo continúa su historia? Volvió a hacer todo lo posible: comía durante semanas extremadamente poco, y conseguía perder peso al principio, pero en los meses siguientes volvían volando esos kilogramos perdidos. El efecto yoyó por antonomasia. Este fenómeno misterioso y, sobre todo, frustrante, no llegó a explicarse, en gran medida, hasta hace unos años. Fue en un estudio revolucionario de un grupo de investigadores australianos de la universidad de Melbourne, en el que cincuenta personas con sobrepeso siguieron una dieta muy baja en calorías durante diez semanas. Se midieron su apetito y las hormonas que regulan el apetito antes de iniciarse la dieta, después de diez semanas —al final de la dieta— y transcurrido más de un año (sesenta y dos semanas). A la pérdida de peso media, de unos trece kilogramos, se sumó, tal como se esperaba, un descenso de las hormonas leptina e insulina. Sin embargo, la hormona del hambre ghrelina aumentó. También se ajustaron otras señales del apetito, y resultó en que los niveles de las hormonas del hambre habían aumentado, y las de la saciedad habían disminuido. Esto quería decir que las personas sujetas al estudio debían de tener más apetito. Y así fue. Ellas mismas declararon que, después de la dieta de choque, tenían más apetito.

Pero ahora llega lo realmente revolucionario. Un año después de la pérdida de peso inicial se mantenían los cambios hormonales, lo que ocasionaba más apetito y menor sensación de saciedad. Y esa sensación de hambre seguía siendo más fuerte que al inicio de todo el proceso. Este resultado sorprendió al mundo científico y contribuyó a explicar el efecto yoyó. Hasta entonces se pensaba que el cuerpo sí se recuperaba, en un plazo breve, tras dejar una dieta de choque. Pero este estudió reveló, por primera vez, que una dieta de choque puede alterar a largo plazo el sistema de apetito y saciedad. Ni siquiera está claro si llega a recuperarse en algún momento, porque no se dispone de datos a largo plazo. Sabemos que, con una dieta de choque, la combustión también disminuye, por lo que no solo se tiene más apetito, sino que también es más difícil comer y no engordar. Un estudio en el que se investigó a participantes en el programa de televisión estadounidense *The biggest loser* mostró hasta qué punto esto es así. En la investigación, las personas perdían peso con ayuda de una dieta severa, deporte intensivo y *coaching*. Los participantes perdieron, de media, cincuenta y ocho kilogramos de peso corporal en treinta semanas. Pero para ello tuvieron que pagar un precio muy alto, porque al final de la carrera para adelgazar su combustión había disminuido mucho (seiscientas calorías al día), a pesar de hacer más deporte. Seis años después, los participantes habían vuelto a engordar cuarenta y un kilogramos de media, y su combustión seguía en el mismo nivel bajo. Una conclusión llamativa que puede sacarse de todo esto es que una persona que ha sido obesa y ha perdido peso con una dieta severa mantendrá una combustión más lenta y, finalmente, podrá comer menos que alguien de su mismo peso, pero que no haya sido nunca obeso. Por lo tanto, aunque una persona pierda peso en un momento determinado, existen factores en el sistema hormonal y en la combustión que permanecen alterados, y el cuerpo queda programado para engordar más fácilmente. Esto quiere decir que, para algunas personas, una dieta de choque puede ser una receta perfecta para aumentar de peso.

La ciencia se afana actualmente en buscar estrategias que eviten que el sistema hormonal se vea alterado por una dieta baja en calorías. Y que consigan mantener intacta la combustión. Solo entonces podrán esas personas que se esfuerzan afanosamente en perder peso obtener resultados reales a largo plazo. Ahora, las más castigadas son precisamente esas personas que todo lo dan y que se privan de todo para perder peso (¡y no olvidemos la función social que tiene la comida!). Y no solo por su entorno, que considera que los que siguen dietas de choque tienen poco carácter si no se mantienen firmes y vuelven a engordar, sino que son a menudo ellos mismos los que se juzgan. Están hartos y se avergüenzan de no haberlo conseguido una vez más, sin darse cuenta de que la biología del sistema hormonal de regulación del apetito es lo que hace que vuelvan a engordar tras una dieta de choque.

Las dietas de zumos y otras dietas de choque se siguen, a veces, para limpiar el cuerpo o, como se dice también, depurarlo, purificarlo o desintoxicarlo. La razón que se esgrime es que, de este modo, el sistema digestivo descansa, por lo que los órganos pueden centrarse en eliminar todos los residuos. Esto no tiene sentido alguno. El cuerpo ya dispone de un sistema estupendo para limpiarse a sí mismo: el tracto gastrointestinal, en el cual las células intestinales se renuevan sistemáticamente a partir de células madre, y las microbacterias presentes lo vigilan todo. La mejor manera de cuidar el tracto gastrointestinal es con una alimentación saludable, que contenga suficiente fibra y nutrientes y bastante líquido (como agua). Y, por supuesto, los riñones y el hígado filtran de manera profesional las posibles toxinas para eliminarlas de nuestro cuerpo. No te dejes engañar por esas curas *detox* o de purificación, que son demasiado caras y no tienen sentido. Es mejor que ahorres ese dinero para tus hijos, o que les compres un regalo a tus vecinos. ¡Esto, por lo menos, sí que contribuye a la satisfacción personal!

Un vistazo a algunas tendencias dietéticas

El ser humano ha inventado de todo, además de las dietas de choque, para perder peso de manera permanente, o para mantenerse en un peso saludable y evitar el efecto yoyó. Por ejemplo, hay personas que juran estar «a dieta» toda su vida. A estas personas se les llama «CRONies» (del acrónimo inglés para «reducción calórica con nutrición óptima»). Consumen unas mil ochocientas kilocalorías al día, lo que representa de un diez a un treinta por ciento menos de sus necesidades. Estas personas disminuyen sobre todo la ingesta de proteínas, y se aseguran un aporte suficiente de fibra, vitaminas y minerales. Según el concepto de Hoeijmakers, comer menos indefinidamente pone el cuerpo en modo de bajo consumo, por lo que se produce un menor crecimiento y, con ello, menos divisiones celulares y, probablemente, menos daños en el ADN. El cuerpo conseguiría así un mejor mantenimiento de las células y, consecuentemente, un envejecimiento más lento. Los primeros resultados constatados en las primeras personas que han seguido una dieta CRON indefinidamente (de media, durante quince años, luego no durante toda la vida) muestran, efectivamente, efectos beneficiosos en el estado de salud general. Pero estas personas viven, permanentemente, bajo un régimen de racionamiento.

Otras personas experimentan con sus *ritmos* de comida. Actualmente está muy de moda practicar el ayuno intermitente. Consiste en comer un día, por ejemplo, menos del veinticinco por ciento de las necesidades calóricas y al día siguiente sin límites. Una variante de esta dieta es el ayuno periódico, que consiste en ayunar uno o dos días a la semana, pero no los otros seis o cinco días. El planteamiento del ayuno intermitente es que se mantienen los beneficios de la reducción calórica, pero sin reducirse la combustión y sin que el sistema hormonal del hambre se desajuste. Existen muchas variantes de modelos de ayuno intermitente, por lo que resulta complicado hacer investigaciones a gran escala sobre este fenómeno e interpretarlas de manera indiscutible. En varios estudios en animales, los investigadores han hallado efectos beneficiosos del ayuno intermitente en el cerebro, en la flora intestinal, en el envejecimiento e incluso en las inflamaciones, de las que se observó una reducción. Pero la mayor parte de los estudios en personas solo revelan una mínima pérdida de peso y efectos reducidos en los parámetros metabólicos, como en los niveles de glucosa y colesterol. Los efectos del ayuno intermitente sobre la pérdida de peso son comparables a los de la restricción calórica. Por tanto, a corto plazo, parecen ser favorables. ¿Se trata, pues, del santo grial de la pérdida de peso? Por desgracia, todavía no se conocen con suficiente profundidad sus efectos a largo plazo, por lo que no podemos pronunciarnos.

Otro fenómeno interesante, que se encuentra actualmente en fase experimental, pero que parece muy prometedor, es el ayuno restringido en el tiempo. En este caso, no se recorta la cantidad de calorías que se ingieren, sino que se reduce drásticamente el lapso de tiempo en el que se puede comer. Es decir, que la persona puede seguir comiendo más o menos lo mismo que antes, pero en un plazo más corto. En la mayoría de las investigaciones se trata de un periodo de seis a doce horas al día. El resto del tiempo no se puede comer, aunque sí beber agua. Los estudios en roedores revelan que la limitación del tiempo en el que se come tiene efectos favorables en el peso y en el metabolismo. En el ser humano también hay ya unos primeros indicios, pero hacen falta más estudios para cuantificar realmente estos efectos. Los investigadores norteamericanos Shubhroz Gill y Satchidananda Panda publicaron un estudio interesante en la prominente revista *Cell Metabolism*. Mediante una aplicación de un teléfono inteligente, investigaron los hábitos alimentarios de adultos sanos que no trabajaban en el turno nocturno. La mayoría comía muy frecuentemente y, llamativamente, la menor cantidad de calorías se ingería por la mañana (< 25%) y la mayor parte después de las seis de la tarde (> 35%). Además, el periodo en el que comían se extendía, de media, a quince horas al día. Cuando las personas con sobrepeso que distribuían su ingesta en más de catorce horas redujeron a diez u once horas este plazo, consiguieron perder peso, sentirse más enérgicas y dormir mejor. Y estos efectos seguían presentes un año más tarde. También estas consecuencias parecen tener que ver con nuestro reloj biológico, lo que sugiere que tenemos que tener cuidado con lo que comemos, sí, pero, sobre todo, con cuándo y en qué periodo del día lo ingerimos.

El ciclo menstrual y los ataques de hambre

Veamos, para finalizar, otro ritmo biológico muy diferente, que no fluctúa durante el día, sino durante el mes: el ciclo menstrual. Algunas mujeres sufren cambios de humor una o dos semanas antes de la menstruación: se sienten más tristes, se irritan fácilmente y sienten ganas de comer productos muy calóricos, como el chocolate. Esta llamativa ansia desaparece después de la menstruación. Aunque muchas mujeres reconocerán estos síntomas, todavía no se conocen con exactitud sus causas. Ser conscientes de estos antojos y no exponerse a la tentación de los alimentos que los producen (por ejemplo, no teniéndolos en casa), pueden ser ya dos formas de ayudar a estas mujeres.

En resumen, en nuestro cuerpo se producen todo tipo de ritmos, sin que seamos conscientes de ello. No nos damos cuenta hasta que desajustamos esos ritmos tan impecablemente sintonizados por la naturaleza durmiendo demasiado poco, viajando a través de husos horarios, comiendo en periodos inoportunos (¡como a mitad de la noche!) o siguiendo dietas de choque. Todas estas alteraciones pueden contribuir a un aumento de peso. Al final, resulta que el viejo dicho neerlandés de que, para gozar de una buena salud, son necesarios el descanso, la limpieza y el orden, está lleno de sabiduría.

8.
¿Cómo engorda el estrés?

Imagina la siguiente situación: estás en una cabina de avión, pequeña y estrecha, a unos cuatro kilómetros de altura. Miras hacia fuera y no divisas más que unas tierras de cultivo; las casas se reducen a puntitos. Del miedo, se te para la respiración y el corazón te late como una máquina de vapor. Por tu mente pasan como un rayo todo tipo de pensamientos. ¿Qué necesidad tenías de volver a saltar en paracaídas? ¿De verdad era un salto tándem la mejor opción? ¿Cómo eran las instrucciones para el aterrizaje? Tirar de las bandas hacia abajo y estirar las piernas hacia delante. Era así, ¿no? ¿Y qué pasa si el paracaídas no obedece? ¿Qué pasa si... si...? La puerta del avión se abre y el instructor te dice, con suavidad, pero también con resolución:

—Ahora podemos saltar, la altura es la adecuada. Mantén la cabeza sobre los hombros y déjate caer... ¡Vamos!

Lo que estás experimentando es estrés. Un estrés agudo. Lo que sucede en ese momento en tu cuerpo es una preciosa interacción biológica. El cerebro manda señales a través de las neuronas para producir sustancias como la adrenalina en las glándulas suprarrenales. Rápido como un rayo. Inmediatamente después se pone en marcha un proceso por el que tu hipotálamo («la torre de control de tráfico») libera sustancias estimulantes de la hormona del estrés. Estas envían su señal a la gran «glándula maestra» mencionada anteriormente, la hipófisis. Esta, a su vez, dirige otra hormona de control (ACTH), a través del torrente sanguíneo, hasta las dos glándulas suprarrenales. En este estado de estrés agudo, las glándulas suprarrenales bombearán una gran cantidad adicional de cortisol (hormona del estrés) a la sangre.

Estas hormonas del estrés, adrenalina y cortisol, provocan que tu corazón lata más rápido y tu presión arterial se dispare. Lo que resulta ser útil, ya que así se bombea más sangre por todo el cuerpo. Y esto es necesario para llevar más azúcares y oxígeno al cerebro, entre otros órganos. Así puedes pensar más deprisa. Lo ideal en un examen, por ejemplo. Así que tener un poco de nervios es bueno. También se transporta más energía, en forma de azúcares, hacia los músculos. El hígado y los músculos liberan estos azúcares con mucha rapidez. Y también de esto son responsables las hormonas del estrés. Si en ese momento te persiguiera un tigre hambriento, podrías salir corriendo a toda velocidad, gracias a que los músculos son capaces de transformar rápidamente esos azúcares en energía y movimiento. Aunque a cuatro kilómetros de altura, un tigre sea la menor de tus preocupaciones.

Finalmente, toda esta reacción en cadena de las hormonas biológicas del estrés se detiene, porque el cortisol vuelve a frenar su propia producción, a través tanto de la hipófisis como del hipotálamo. Y como consecuencia de ello, se extingue la reacción al estrés del cuerpo. Y, si todo sale bien, aterrizas sano y salvo con los dos pies en el suelo.

En la actualidad el estrés es un tema candente. Según la Asociación Norteamericana de Psicología, la mayoría de la población estadounidense se siente de moderadamente a muy estresada. Esto también es cierto para muchas personas en todo el mundo: los gerentes que trabajan arduamente y los trabajadores de la industria, los docentes con sobrecarga de trabajo, los muy ocupados directores de escuela, los escolares y estudiantes en general que sufren bajo la presión de tener que sacar buenas notas y mantener una intensa vida social (en el mundo físico o en el digital) o las madres solteras que tienen que mantener a flote a su familia.

Generalmente, cuando hablamos de estrés nos referimos al desequilibrio entre lo que una persona puede hacer y lo que se exige de ella o lo que ella espera de sí misma. Y este desequilibrio aparece a menudo por una combinación de factores muy estresantes tanto en el ámbito laboral como en el familiar. El estrés influye en el cerebro de muchas formas. Por ejemplo, un estrés intenso, pero de corta duración, puede suponer que realicemos mejor determinada tarea. Lo que resulta práctico cuando tenemos que cumplir con un plazo o pasar un examen. Pero, si el estrés es demasiado intenso, puede suceder lo contrario: que la tarea que estemos ejecutando nos salga peor. En caso de que los factores estresantes sean permanentes y se reciba poco apoyo, el estrés mental se puede convertir en un problema de larga duración.

Resulta llamativo que esta «epidemia de estrés» surja a la par que la epidemia de obesidad. Actualmente, el treinta y nueve por ciento de la población adulta mundial tiene sobrepeso. Existen cada vez más indicios de que ambas epidemias están relacionadas entre sí y la ciencia obtiene cada vez más pruebas de que se puede engordar por culpa del estrés.

Estrés psíquico, estrés físico y aumento de peso

Antes de abordar la pregunta de por qué el estrés y el sobrepeso van a menudo de la mano, conviene saber que existen varios tipos de estrés. Además del estrés mental agudo (como el que se produce en un salto en paracaídas), existen también diversas formas de estrés físico.

De todos es conocida esa situación en la que durante uno o varios días permaneces acurrucado bajo las mantas, temblando de fiebre, con la cabeza como una gran bola de algodón. No tienes ganas de comer, sientes los músculos débiles y puede que hasta te duelan. En resumen: te enfrentas a un buen gripazo. Esto es también una forma de estrés para el cuerpo, en la que se produce más cortisol. En caso de enfermedad, el cuerpo no reacciona a los estímulos procedentes del cerebro cuando registra un acontecimiento estresante, sino a las sustancias inflamatorias que se liberan para combatir la enfermedad. Estas sustancias envían al cerebro señales de que se trata de una infección por virus y de que el cerebro tiene que mandar, a su vez, señales para reducir la inflamación. Entonces, el hipotálamo y la hipófisis producen hormonas controladoras adicionales que incitan a las glándulas suprarrenales a producir más cantidad de cortisol. Una de las funciones del cortisol es precisamente amortiguar la inflamación. Así es como te recuperas de la gripe.

Este efecto antiinflamatorio del cortisol es, precisamente, la razón por la que se prescriben a menudo medicamentos que incluyen sustancias similares al cortisol (los llamados corticosteroides) en procesos inflamatorios, en caso de enfermedades inflamatorias o de afecciones en las que el propio sistema inmunitario es demasiado activo, como el asma o el reuma. Así que, de hecho, una inflamación importante implica también «estrés» para el cuerpo, por la mayor producción de cortisol. Ocurre lo mismo con dolores crónicos, cuando el sistema del estrés permanece activado durante mucho tiempo. En el capítulo anterior vimos que la falta de sueño y una alteración de nuestro ritmo circadiano también pueden producir una reacción de estrés en el cuerpo. En resumen: el estrés es un concepto amplio, y el cuerpo no diferencia mucho entre el estrés psíquico y el estrés físico. En ambos casos, el cuerpo se pone en estado de supervivencia y aumenta la producción de cortisol.

Un ejemplo de las consecuencias del estrés extremo: la historia de Mischa

Mischa es una maestra de cuarenta y un años, casada con Jaap y madre de tres hijos. Acude asiduamente al gimnasio y va a su trabajo en bicicleta todos los días. Sin embargo, a lo largo de los años empezó a notar que había algo en su cuerpo que estaba cambiando.

«En el gimnasio ya no conseguía empujar la prensa de piernas. Tenía los músculos cada vez más débiles y estaba cada vez más gorda. Incluso me salieron unas estrías anchas y moradas en la tripa y tenía las mejillas tan sonrojadas que parecía hinchada. Ya no necesitaba colorete. Pasé de una talla 38 a la 42, y la menstruación se volvió irregular.»

A Mischa también le empezó a fallar la memoria. Se olvidaba de los nombres de sus alumnos y, para su desesperación, era incapaz de recordar el contenido de las conversaciones que mantenía con los padres. Se dio cuenta de que su marido se iba alejando de ella.

«Cuando me miraba al espejo, veía a otra persona. Una mujer con un vientre abultado, con un bulto de grasa en el cuello y una mirada triste en los ojos. Me empezó a crecer pelo en la cara, y el de la cabeza se me caía cada vez más. El deseo sexual había bajado hasta el punto de congelación. Me daba asco de mí misma... Un día que fui a recoger a mi hijo al colegio, con mi blusa preferida, negra con florecitas, y bajo la cual, evidentemente, se notaba claramente mi barriga, un niño que salía del colegio me preguntó, rebosante de alegría: "¿Estás embarazada?". Yo solo pude pensar: "¡Tierra, trágame!"»

Y entonces Jaap pronunció las tan temidas palabras: Mischa ya no le resultaba atractiva. Pensaba que se había descuidado hasta convertirse en una persona gorda y malhumorada y le dijo que se había enamorado de otra mujer. Fue un duro golpe para Mischa.

Un par de meses más tarde Mischa fue ingresada en el hospital. Tenía una infección intestinal grave. Al hacerle un escáner, los médicos descubrieron que tenía la glándula suprarrenal más grande. Después de varios exámenes en distintos hospitales, resultó que Mischa tenía un pequeño tumor en la glándula suprarrenal que producía demasiado cortisol día y noche. Las hormonas del estrés circulaban continuamente por su cuerpo y producían todo tipo de síntomas. El diagnóstico médico fue de síndrome de Cushing. «Así que eso era lo que explicaba que mis músculos se debilitaran, mi vientre estuviese tan gordo y mi cerebro funcionase de manera extraña.»

A Mischa se le operó la glándula suprarrenal para extirpar el tumor responsable de la producción de la hormona. En los meses siguientes, Jaap comprendió que Mischa estaba enferma, y que esos cambios en su aspecto físico y en su personalidad no eran culpa suya. Su amor por ella volvió a florecer, y se mudó de nuevo con Mischa y los niños.

Desgraciadamente, el cuento no termina con el consabido «fueron felices y comieron perdices», porque un año después de la operación Mischa empezó a tener ataques de ansiedad, seguía con el vientre hinchado y con sus problemas de memoria y, además, desarrolló dolor muscular y una fatiga extrema. Hizo todo lo posible para retomar su trabajo durante la fase de rehabilitación y sus médicos le recetaron medicación, pero todo fue en vano. La despidieron de su trabajo. Desde entonces han pasado varios años y Mischa está un poco mejor. Ya no tiene la cara hinchada, va recuperando energía y sus ataques de ansiedad han desaparecido.

La historia de Mischa ilustra lo que puede pasar cuando el cuerpo tiene demasiado cortisol durante mucho tiempo. Se sabe que si el estrés, ya sea de naturaleza psíquica o física, se mantiene durante un periodo largo, pueden aparecer problemas de salud. El síndrome de Cushing (el tumor en la glándula suprarrenal en el caso de Mischa) es poco frecuente. Pero puede considerarse una especie de «modelo» de estrés crónico extremo por el que se produce demasiado cortisol en el cuerpo. Existe, por consiguiente, un estado de estrés que no está causado por el estrés mental, pero en el que el exceso de cortisol produce efectos importantes, entre otros, en la grasa corporal. En poco tiempo, la cantidad de grasa abdominal aumenta y aparece un bulto de grasa en el cuello, la cara se hincha, mientras que, a la vez, la cantidad de grasa subcutánea en brazos y piernas disminuye. También disminuye la masa muscular, y se reduce, por tanto, la fuerza muscular de las extremidades. Además, la presión arterial sube, se altera el metabolismo de la glucosa y del colesterol, y se produce el decaimiento del estado de ánimo. Los enfermos de este síndrome, poco frecuente, padecen muchos otros síntomas típicos, como estrías anchas y moradas, acné, una piel muy fina y sensible, cardenales espontáneos, una mala encarnadura y, en las mujeres, un ciclo menstrual alterado y un exceso de vello corporal. ¡Algunas mujeres llegan a tener que afeitarse cada día la zona de la barba y del bigote!

Cuando a los pacientes del síndrome de Cushing se les extirpa el tumor responsable del exceso de producción de cortisol, muchos de los síntomas desaparecen. Pero, a menudo, los pacientes siguen sufriendo de problemas de memoria y mantienen demasiada grasa abdominal durante largo tiempo.

¿Por qué no todas las personas engordan por un estrés extremo de larga duración?

Existen grandes diferencias entre las formas en que el estrés se transmite al cuerpo. En primer lugar, cada persona experimenta el estrés de una manera distinta. Un acontecimiento en principio estresante, como puede ser el fallecimiento de un familiar, puede resultar, efectivamente, muy estresante para unos, mientras que otros procesan la pérdida de otro modo. Algunas personas se hunden en la miseria durante meses por la muerte de una mascota, con insomnio y palpitaciones, mientras que otras, tras el fallecimiento de su pareja, se recuperan rápidamente y retoman el ritmo normal de sus vidas pocas semanas después, sin experimentar molestias físicas.

Para comprender por qué una señal de estrés persistente se produce de forma más severa en unas personas que en otras conviene saber que la hormona del estrés cortisol no puede hacer su trabajo sin más, sino que necesita un receptor para transmitir la señal a las células corporales. Este receptor de corticosteroides se encuentra en prácticamente todo tipo de células, incluidas nuestras células adiposas. Resulta interesante el hecho de que las personas muestran grandes diferencias en su sensibilidad al cortisol, y esta diferencia viene determinada por cómo está regulada la sensibilidad del receptor de cortisol. Y, además, es la genética la que determina, en gran medida, esta sensibilidad, que está, por tanto, establecida ya en el nacimiento. El gen responsable del receptor de la hormona del estrés (el gen del receptor de los corticosteroides) desempeña aquí un papel importante. Es la variación en los códigos del ADN de este gen la que produce las diferencias en la sensibilidad al cortisol, al igual que algunas personas tienen los ojos pardos, y otras, azules o verdes.

Casi la mitad de las personas es portadora de una variante genética asociada a una mayor sensibilidad al cortisol, como descubrió el equipo de investigación de Liesbeth van Rossum en Róterdam. Resulta interesante también el hallazgo de que los portadores de esta variante sensible al cortisol tenían más a menudo un abdomen más grueso, un metabolismo de la glucosa y el colesterol menos favorable, menos masa muscular y un mayor riesgo de depresión. Todas estas características son las que observamos también en el caso de una exposición larga a un exceso de cortisol, como en el síndrome de Cushing que padecía Mischa.

Por el contrario, existe una variante genética del receptor de los corticosteroides, en un porcenaje entre el cinco y el diez por ciento de las personas, que se relaciona con una relativa insensibilidad al cortisol, lo que conlleva efectos contrarios y favorables para la salud. Por ejemplo, en los hombres portadores de esa variante, observamos que tenían más masa y más fuerza muscular y, además, eran más altos. Las mujeres portadoras de la misma variante del gen tenían una cintura más fina, lo que indica menos grasa abdominal. También observamos, en los portadores tanto masculinos como femeninos, una relación con un metabolismo propicio: un menor riesgo de diabetes y niveles de colesterol más bajos. Resulta, así mismo, que estos portadores tienen, de media, una vida más larga. Parecería que este pequeño grupo de personas recibe, al nacer, una especie de «resistencia biológica al estrés». Por eso, dos personas de misma edad, con hábitos comparables de alimentación y vida y que experimentan un mismo nivel de estrés pueden ser muy diferentes en cuanto al volumen de grasa corporal, porque una ha sido «bendecida» con una variante genética resistente al cortisol y la otra no.

¿Se puede medir el estrés?

Para poder investigar si el estrés engorda, primero tenemos que poder medir el estrés. Para el estrés psíquico existen listas de preguntas que pueden reflejar cuánto estrés está experimentando alguien. Por supuesto, estas listas no miden cómo reacciona el sistema de la ansiedad desde dentro. Para eso, habría que medir el cortisol en el cuerpo, por ejemplo, en sangre. Pero, como hemos visto en el capítulo anterior, el problema es que el nivel de cortisol no es constante a lo largo del día. Sigue un ritmo circadiano que hace que el cortisol aumente en las últimas horas de la noche, con su punto máximo poco antes del despertar. Además, para muchas personas, el simple hecho del pinchazo para la analítica constituye un acontecimiento estresante. Y, por consiguiente, el valor medido reflejaría sobre todo el miedo del paciente a las agujas... El cortisol también se puede medir en la saliva o en la orina, pero estos métodos también tienen sus limitaciones y reflejan más, así mismo, el estrés del momento que el estrés crónico.

Como científicos, lo que nos interesa medir es el nivel de cortisol de una persona durante un periodo largo. Para ello, empleamos un método habitual en la medicina forense. Resulta que el cortisol se puede medir bien en el pelo de la cabeza, ya que penetra en él a través del sistema circulatorio. Y el cabello crece un promedio de un centímetro al mes. Cada centímetro de pelo refleja, por tanto, los niveles medios de cortisol en el cuerpo durante ese mes. Y los tres centímetros más próximos al cuero cabelludo reflejan, a su vez, el nivel de los tres últimos meses. Cuando el pelo es más largo, el análisis del cabello ofrece incluso la posibilidad de trazar la línea temporal del nivel de estrés de la persona, lo que se puede comparar con los anillos de crecimiento de un árbol.

Con el cabello, los investigadores tienen la posibilidad de investigar si las personas con obesidad tienen un nivel de cortisol más alto a largo plazo, sin necesidad de emplear ni agujas ni botecitos de muestras. De esta manera, que parece sacada del CSI, hemos estudiado en el Centro Médico Erasmus la relación entre estrés y obesidad. El resultado es que pudimos concluir que los adultos con obesidad presentan realmente unos niveles de cortisol más altos en el cabello, en comparación con las personas de peso normal. Luego quisimos comprobar si sucede lo mismo en el caso de los niños. Estudiamos a unos trescientos niños de seis años de Róterdam y vimos que los niños en los que se constataba el nivel de cortisol más alto en el cabello tenían casi diez veces más posibilidades de tener obesidad. Otra investigación que realizamos entre doscientos ochenta ancianos mostró que las personas con la mayor cantidad de cortisol tenían unas dos veces y media más de posibilidades de padecer enfermedades cardiovasculares. En ese grupo, este riesgo tenía el mismo orden de magnitud que la relación entre fumar, presión arterial alta y diabetes, por un lado, y enfermedades cardiovasculares por el otro. Puede que, en el futuro, el médico de familia anote no solo estos factores clásicos de riesgo de enfermedades cardiovasculares, sino que añada también el nivel biológico de estrés.

Pero la investigación no termina aquí. Porque ¿se trata realmente de una relación causal? O dicho de otro modo: ¿es un mayor nivel de cortisol lo que produce la obesidad o es la obesidad la que provoca un nivel más alto de cortisol, y por eso medimos más cortisol en las personas con obesidad? Ya sabíamos que, en el síndrome de Cushing, sí es un exceso de cortisol el que provoca el aumento de peso, pero también hay cada vez más indicios serios de que la obesidad, a su vez, puede producir un nivel de cortisol alto. La investigación sobre este fenómeno está en curso.

¿Cómo engorda el cortisol?

Uno de los efectos más llamativos de un nivel elevado de cortisol persistente es que produce una redistribución de nuestra grasa corporal. Esto se produce por la unión del cortisol a sus receptores de las células adiposas. La consecuencia es que la masa adiposa (y la masa muscular) de brazos y piernas disminuye, y aumenta, por el contrario, en el abdomen. Y, como ya sabemos, la grasa abdominal es el tipo de grasa más dañina, ya que al expandirse puede producir determinadas hormonas del tejido adiposo y sustancias inflamatorias que contribuyen, probablemente, al desarrollo de diabetes, arteriosclerosis y un metabolismo poco saludable, y puede llegar incluso a influir negativamente en el estado de ánimo.

Un juego de palabras recurrente entre los investigadores del estrés y de la obesidad es que «*stressed spelled backwards is desserts*», es decir, que si lees «estresado» al revés en inglés, obtienes la palabra «postres» (*stressed – desserts*). Y, ya sea casualidad o no, estas dos palabras están realmente muy relacionadas entre sí. Cuando se sufre estrés, se siente la necesidad de comer alimentos de muy alto valor calórico, lo que constituye un segundo mecanismo importante por el que un nivel alto de cortisol puede provocar un mayor peso corporal. El cortisol emite señales al centro de regulación del apetito del cerebro, lo que produce la sensación de apetito. Y lo que apetece, sobre todo, son productos ricos en grasas y azúcares. Es decir: tentempiés poco saludables. Por eso es más probable que, en épocas de estrés, te abalances sobre una tableta de chocolate en lugar de sobre una ensalada, por mucho que sepas que la segunda opción es mucho más saludable. Por si esto fuese poco, existen indicios de que los alimentos ricos en azúcares, por ejemplo, pueden contribuir a aumentar el nivel de cortisol. Es lo que se llama un círculo vicioso.

El cortisol contribuye de diversas formas al desarrollo de la obesidad. Puede ocurrir, por ejemplo, que una persona coma durante mucho tiempo demasiados productos poco saludables, por lo que aumenta de peso hasta llegar a la obesidad. Después, y debido a la mayor cantidad de grasa abdominal que acumula esa persona, el nivel de cortisol sube y produce más necesidad de *snacks*. Y, en nuestra sociedad actual, estos *snacks* nada saludables están siempre al alcance de la mano... En el mundo occidental estamos continuamente más expuestos a comida perjudicial para la salud que a productos saludables. ¿La consecuencia? Que cada vez comemos más este tipo de alimentos, y eso hace que cada vez se vuelva más difícil adelgazar.

Pero puede ocurrir también que una persona se encuentre durante mucho tiempo en una situación estresante. Por ejemplo, por problemas económicos, por un despido laboral o por un proceso de divorcio. En resumen, el estrés mental puede contribuir a la estimulación de la producción de cortisol. De lo que se deriva un nivel alto de cortisol que puede provocar la necesidad de comer alimentos de alto valor calórico, lo que produce a su vez un aumento de peso y, principalmente, de más grasa abdominal, y otro aumento más del contenido en cortisol. En este caso, también se puede caer en un círculo vicioso. Por eso no suele ser suficiente con dar a las personas consejos dietéticos («Coma usted mucha zanahoria y ya verá qué bien»), si no se afronta el estrés subyacente. Estas situaciones requieren un enfoque que preste atención al componente psíquico: estrés mental, patrones de sueño alterados, dolor crónico y otros factores del estrés y, también, los hábitos nutricionales y de ejercicio físico.

Otra manera en la que el cortisol podría contribuir al aumento de peso es a través de la grasa parda, la «grasa buena» que transforma las calorías en calor. Cuanto más activa esté la grasa parda, mejor (por lo menos, si lo que deseas es perder peso o mantener un peso saludable). En estudios con animales se ha visto que es muy probable que un nivel alto de cortisol reprima la actividad de la grasa parda. Puede ser que en el ser humano pase lo mismo, pero como ya hemos dicho: un ratón no es una persona. Son necesarias más investigaciones para obtener la respuesta definitiva.

También el alcohol puede aumentar la cantidad de cortisol en el cuerpo. A menudo, cuando las personas se encuentran en una situación de estrés, se sirven una copa de vino, o se toman una cerveza o algo más fuerte. En un momento de estrés de corta duración, como una actuación emocionante ante el público, una copa de alcohol reprime de hecho la reacción aguda al estrés y consigue un nivel de relajación mayor. Pero ¡no es nada recomendable! Cuando el consumo de alcohol se vuelve crónico, es otro cantar. El uso excesivo de alcohol se da en todas las capas de la sociedad; no se limita a las imágenes tópicas del hombre de amplia panza, sentado en el sofá viendo el fútbol en la televisión mientras bebe cerveza, o de la mujer enganchada al jerez. En los aperitivos de los días festivos, en las asociaciones de estudiantes y en las cantinas de los centros deportivos se bebe mucho de manera habitual.

Se ha observado, gracias al estudio del cabello, que las personas que beben de manera crónica demasiado alcohol tienen valores de cortisol entre tres y cuatro veces superiores a los de las personas que no beben nada de alcohol o que, por un problema previo con él, han dejado de beber del todo. La tripa cervecera es, en parte, consecuencia de un contenido elevado de cortisol. Por eso, en el ámbito médico, cuando se trata el consumo excesivo de alcohol, se habla de un pseudo-Cushing. Además de generar más grasa abdominal por un contenido en cortisol elevado, el consumo excesivo de alcohol puede contribuir al aumento de peso por una ligera disminución de la testosterona (en los hombres) y la inhibición de la combustión, y porque el alcohol contribuye a la ingesta calórica total sin producir la sensación de saciedad. Se puede considerar el alcohol como uno de esos factores ocultos que nos hacen engordar. Y esto representa un problema para mucha gente, porque, según las últimas cifras del Trimbos Instituut, alrededor del nueve por ciento[5] de la

5. Según el *Informe 2018. Alcohol, tabaco y drogas ilegales en España*, del Plan Nacional sobre Drogas del Ministerio de Sanidad, Consumo y Bienestar Social, en 2015, el 5% de los consumidores de alcohol en España eran consumidores de riesgo, según los criterios de la OMS (<http://www.pnsd.mscbs.gob.es/profesionales/sistemasInformacion/informesEstadisticas/pdf/2018OEDA-INFORME.pdf>). (*N. de la T.*)

población adulta de los Países Bajos consume alcohol en exceso. Si has estado leyendo este capítulo sentado en un sillón y con una copa de vino en la mano, no te preocupes. Pero si esa copa se convierte en una costumbre diaria y quieres perder algunos kilos, considera, para tu próxima lectura, tomarte una taza de té o de café. En el capítulo siguiente hablaremos de otros factores ocultos que nos hacen engordar, y que no son, para nada, tan agradables como un vino o una cerveza.

9

Factores ocultos que nos hacen engordar

Estrés por una inyección: la historia de Julie

Ya debería haber quedado claro que el estrés influye mucho en nuestro cuerpo. A veces, ese estrés tiene motivos insospechados. Como en el caso de Julie, una entusiasta deportista de veinticuatro años que apareció un día en el Centrum Gezond Gewicht.[6] Era evidente que no se encontraba bien. Daba la impresión de ser una chica tímida y vulnerable. Contó que siempre había tenido un peso normal. Siempre había estado en forma y nada le gustaba más que salir a correr o jugar al baloncesto todos los días. Pero, haría unos seis meses, todo cambió de repente: engordó catorce kilogramos sin motivo aparente. Le había salido barriga y tenía los mofletes hinchados y sonrojados. Nos contó que no había cambiado nada en sus hábitos alimentarios, seguía comiendo mucha verdura y fruta frescas. En ese momento rompió a llorar y, entre sollozos, siguió con su historia.

6. El centro médico de atención a niños y adultos obesos en el que colaboran pediatras, internistas y cirujanos, fundado, entre otros, por una de las autoras del libro, Liesbeth van Rossum. (*N. de la T.*)

«No entiendo qué me pasa. Estoy de prácticas para ser *coach* de estilos de vida saludables en una consulta en la que ayudo a las personas con sobrepeso a adoptar hábitos saludables. Tengo la sensación de que ya nadie me toma en serio por haber engordado yo misma tanto en tan poco tiempo. Me parece que todo el mundo me lanza miradas de reproche, y me torturan sobre todo aquellas que se dirigen hacia mi tripa, cada vez más gorda. Me siento muy insegura, tengo la sensación de ser una fracasada.»

Durante la consulta, repasamos exhaustivamente todos los factores que habían podido contribuir a que engordara tanto. El problema no eran ni sus hábitos alimentarios ni su estilo de vida deportivo. Sin embargo, en los meses previos a su aumento de peso, había tenido muchas molestias en las rodillas —que se produjeron probablemente al correr—, y le habían puesto varias inyecciones para aliviar esas molestias. Pensándolo bien, dijo, sí, los problemas habían empezado después de esas inyecciones.

¿Contenían esas inyecciones corticosteroides? Eso es lo que queríamos saber en nuestro centro. Se trata de un tipo de medicamento «hermano» de la hormona del estrés cortisol y que se utiliza para combatir inflamaciones de las articulaciones, entre otras aplicaciones. Efectivamente, estas «inyecciones del elixir del estrés» resultaron ser las culpables del aumento de peso de Julie. Los corticosteroides habían penetrado, además de en sus articulaciones doloridas, en su flujo sanguíneo, donde (al igual que el cortisol propio del cuerpo) cumplieron su función gracias a los receptores del cortisol. Y la consecuencia fue el aumento de peso, sobre todo en la zona del abdomen. Esto concuerda con la historia de Mischa y su síndrome de Cushing: en ella, el exceso de cortisol había surgido en su propio cuerpo. Pero una inyección con una sustancia artificial similar a la hormona del estrés puede tener consecuencias mucho más graves de las que muchas personas —incluidos los médicos— imaginan. En más de la mitad de las personas a las que se les inyecta corticosteroides para aliviar inflamaciones de las articulaciones las glándulas suprarrenales empiezan a producir menos cortisol y se vuelven «perezosas». El fármaco, que contiene corticosteroides y que entra en el torrente sanguíneo, influye, por tanto, a través del cerebro, en las glándulas suprarrenales.

Los corticosteroides están presentes en muchos medicamentos. Los más conocidos son los comprimidos de prednisona y de dexametasona, pero existen otros muchos fármacos que se aplican de forma local en cualquier parte del cuerpo que también contienen corticosteroides, como los inhaladores para el asma, los aerosoles nasales contra las alergias, las gotas para los ojos, los enemas para los intestinos y las cremas para los eccemas. Afortunadamente, la posibilidad de que la glándula suprarrenal se vuelva perezosa es bastante menor con el uso tópico de estos medicamentos, pero, cuando una persona utiliza varios corticosteroides, esta posibilidad aumenta. Y una combinación de asma, eccema y fiebre del heno no es nada infrecuente. Al contrario, son trastornos del sistema inmune que suelen aparecer aparejados.

Los corticosteroides se prescriben con frecuencia en muchos países. Son productos altamente eficaces contra todo tipo de dolencias y, a veces, muy necesarios. Nuestra investigación reveló que, en una muestra representativa de la población neerlandesa, alrededor del diez por ciento utiliza corticosteroides. Más de una cuarta parte de las personas que padecen obesidad emplea corticosteroides en uno u otro formato. En los Países Bajos, los productos que contienen corticosteroides se dispensan exclusivamente con receta médica, lo que no ocurre en otros lugares del mundo, como los Estados Unidos, China, África y la India. Por lo que es probable que las cifras, ya elevadas, de los Países Bajos representen, en realidad, una subestimación del uso global. Las formas más habituales de uso de los corticosteroides son los inhaladores, las pomadas, las gotas nasales, los comprimidos y las inyecciones. Es muy probable que tú también tengas, en tu botiquín, productos que incluyen corticosteroides en su composición.

Estrés químico

Que los comprimidos que contienen corticosteroides, como la prednisona y la dexametasona, producen un aumento de peso, sobre todo en la región abdominal, es un fenómeno bien conocido. Además, producen mucha hambre. Estos tipos de fármacos son muy efectivos para dolencias muy diversas, pero no se recetan todavía más precisamente por sus efectos secundarios. Sin embargo, es mucho menos conocido que los corticosteroides de uso tópico también pueden provocar un aumento de peso, como en el caso extremo de Julie. En muchas personas, los efectos secundarios de los corticosteroides de uso tópico son insignificantes, pero nunca son totalmente inocuos. Muchas personas con obesidad que llegan a la consulta de nuestro centro utilizan corticosteroides. Aplicarte durante un par de semanas una pomada para aliviar un eccema no va a hacer que engordes, pero las personas que tienen que usar cada día, constantemente y en gran cantidad, este tipo de fármacos sí que pueden llegar a experimentar un aumento de peso. Un hecho que merece la pena ser investigado con mayor profundidad.

Tras una primera compilación de datos, se vio que el porcentaje de usuarios de corticoides entre las personas con obesidad era de dos a tres veces más alto que entre las personas con un peso «normal». Además, de un estudio más amplio entre unos ciento cuarenta mil neerlandeses adultos, resultó que los usuarios de corticosteroides (tanto los de la «artillería pesada» como la prednisona, como los de los «inocentes» fármacos de uso tópico) tenían un IMC más alto y, lo que es más importante, un mayor perímetro abdominal. Esto es precisamente lo que se puede esperar de esa «hermana» de la hormona del estrés, como revelan las historias de Julie y Mischa.

En resumen, las investigaciones parecen demostrar que los corticosteroides locales contribuyen al aumento de peso, aunque todavía hay que demostrar una relación causal. Esta asociación se ha podido comprobar sobre todo en el caso de los inhaladores para enfermedades pulmonares y en los aerosoles nasales. Los principales usuarios de los inhaladores son los pacientes de asma alérgica. Muchas personas con obesidad severa y problemas pulmonares asociados con ella reciben erróneamente el diagnóstico de asma alérgica. Una investigación demostró que esto ocurría en casi la mitad de los casos diagnosticados tanto de asma como de obesidad. El sobrepeso severo provoca una disminución de la capacidad pulmonar y un aumento de la resistencia de las vías aéreas, síntomas similares a los del asma alérgica, y de allí el error. Las inhalaciones de corticosteroides son, por tanto, poco efectivas en estos pacientes. Y en las personas con obesidad que sí tienen realmente asma, las hormonas del tejido adiposo que libera la grasa enferma e inflamada pueden haber contribuido a esa dificultad respiratoria. Investigaciones recientes revelan que perder peso mediante intervenciones intensivas en los hábitos de vida u operaciones de reducción de estómago tiene muchos efectos favorables sobre el asma en adultos con obesidad; consecuentemente, estos métodos deberían formar parte del tratamiento del asma.

Además de los corticosteroides, muchos otros medicamentos provocan un aumento de peso (*véase* recuadro 10): por ejemplo, determinados antidepresivos y fármacos contra la epilepsia. También son conocidas por tener este efecto sustancias antipsicóticas como la clozapina, la olanzapina y la risperidona. Los antipsicóticos influyen en muchos casos en los niveles de leptina y ghrelina, por lo que los pacientes tienen más hambre, comen más y engordan. Como conocemos cada vez más todas las consecuencias de la obesidad, se está tomando también cada vez más en serio el aumento de peso en los pacientes con enfermedades psiquiátricas.

RECUADRO 10. Fármacos que pueden provocar un aumento de peso

- **Corticosteroides** (locales, en comprimidos o inyectados)
- **Fármacos contra la hipertensión** (alfa y betabloqueantes)
- **Antidepresivos** (mirtazapina, citalopram, paroxetina, litio)
- **Antipsicóticos** (olanzapina, risperidona, clozapina, quetiapina)
- **Antiepilépticos** (carbamazepina, ácido valproico, gabapentina)
- **Neuroanelgésicos** (pregabalina, amitriptilina)
- **Medicamentos contra la diabetes** (insulina, glimepirida)

También es posible que tengan una relación con el aumento de peso:

- **Tratamientos para la acidez de estómago** (inhibidores de la bomba de protones)
- **Tratamientos para la alergia** (antihistamínicos)

Tener una enfermedad psiquiátrica es ya bastante penoso en sí, pero mucho más si, debido a la medicación necesaria, se corre el riesgo de desarrollar obesidad y las enfermedades relacionadas con ella, como diabetes y trastornos cardiovasculares. La esperanza de vida de las personas que utilizan estos fármacos es algo más corta, también a causa de estos efectos. Afortunadamente, existen varias formas de limitar el aumento de peso debido al consumo de antipsicóticos. En primer lugar, resulta de gran utilidad avisar de antemano a las personas que van a utilizar estos medicamentos de que corren el riesgo de aumentar de peso, para que puedan prepararse para ello: tener una alimentación saludable, moverse más y recibir terapia cognitivo-conductual pueden ser de gran ayuda. Por ejemplo, una usuaria de antipsicóticos prepara, ya antes del tratamiento, algo de fruta y verduras crudas por los posibles ataques de hambre nocturnos. Desde que hace esto, engorda menos que en anteriores episodios de uso de antipsicóticos, cuando se lanzaba a medianoche a la cocina en busca de *snacks*. En los Países Bajos, unas trescientas mil personas utilizan antipsicóticos, por lo que se trata de un grupo grande de personas.[7] Y, por ello, se investiga diligentemente en busca en sustancias que puedan contrarrestar el aumento de peso y que puedan tomarse junto

7. Según el artículo de Juan Simó Miñana, «Utilización de medicamentos en España y en Europa» (<http://docs.wixstatic.com/ugd/333ecd_b60ab90bf56947f198fdaac1982b1a13.pdf>), en el año 2005, el consumo de antipsicóticos en España era similar al de los Países Bajos. (*N. de la T.*)

con los antipsicóticos. La más eficaz es la metformina, un medicamento utilizado para la diabetes, pero que tiene también un efecto favorable sobre el peso y que inhibe el apetito. Cuando los pacientes engordan mucho a pesar de haber modificado sus hábitos de vida, se considera sustituir los antipsicóticos por otros fármacos que produzcan un menor aumento de peso, pero no suele ser fácil. Además, parte de la tendencia a engordar con el uso de antipsicóticos está determinada por los genes.

Lo que muchas personas no saben, y lo que resulta muy llamativo, es que incluso algunos medicamentos recetados para enfermedades relacionadas con la obesidad pueden hacer engordar. Por ejemplo, algunos betabloqueantes, muy utilizados para tratar la presión arterial alta, o la insulina, empleada para la diabetes. Estas sustancias dificultan la pérdida de peso de aquellas personas que tienen obesidad y que cambian sus hábitos por otros más saludables. Resulta muy triste ver a estas personas luchar con su peso. A pesar de todos los buenos consejos, muchas veces no pierden ni un gramo. Es algo parecido a intentar conducir un coche con el freno de mano puesto, ya que las altas dosis de insulina (como ya hemos visto) provocan una mayor acumulación de grasa y los betabloqueantes disminuyen la combustión en reposo, en parte por la inhibición de la grasa parda y la reducción de la frecuencia cardíaca, y pueden producir cansancio, por lo que las personas tienen dificultad para moverse más o hacer más ejercicio. Por fortuna, el médico puede ayudar ajustando la dosificación, si es posible, o eliminando un medicamento

(¡sobre todo, no lo hagas tú mismo!). De este modo, habrá más posibilidades de que unos hábitos de vida saludables tengan éxito. Y cuando alguien consigue bajar de peso, aumentan las posibilidades de que ya no necesite tomar o que tenga que tomar menos medicamentos contra la presión arterial elevada, la diabetes o la depresión. Con esto no queremos decir que estos fármacos sean innecesarios o que no sean eficaces. Pero es bueno que seamos conscientes de que, a veces, dificultan la pérdida de peso.

Disruptores endocrinos

Todo el mundo sabe que, cuando toma medicamentos, ingiere sustancias químicas que provocan *algo* en el cuerpo. Que algunas de estas sustancias también pueden hacer que engorden, es probable que sea algo que también sepan muchas personas. Pero ¿sabías que una botella de plástico también contiene sustancias que pueden provocarte un aumento de peso? ¿Así como los juguetes con los que juegan tus hijos, sobrinos o nietos? Nuestro cuerpo se expone, todos los días y sin darse cuenta, a disruptores endocrinos que se asocian a efectos negativos en la salud, como una menor fertilidad, cáncer de mama y obesidad.

Se puede considerar al disruptor endocrino como una sustancia química que tiene la capacidad de imitar nuestras hormonas naturales o, al contrario, bloquearlas. Algunos disruptores endocrinos muy habituales son el bisfenol A (BPA) y los ftalatos (compuestos químicos que aumentan la flexibilidad de los objetos de plástico). Se sabe que estas sustancias, incluso en concentraciones extremadamente bajas, pueden alterar el funcionamiento de nuestras hormonas, aunque no está claro en qué medida. Por eso, tanto los científicos como las instancias gubernamentales llevan a cabo muchos estudios sobre los efectos de los disruptores endocrinos.

Estos disruptores endocrinos penetran en nuestro cuerpo sin que nos demos cuenta, porque se filtran desde los materiales de envasado de los alimentos. Piensa, por ejemplo, en las botellas de agua de plástico, en los juguetes, en el interior de las latas de comida o en los cuencos y vasos que se calientan en el microondas. Para proteger a los bebés, en el mercado europeo ya están prohibidos los biberones que contienen BPA.

Los muñecos de plástico y otros juguetes de plástico blando, que a algunos niños les gusta mucho meterse en la boca, pueden contener ftalatos, y los peluches, retardadores de llama, que también son disruptores endocrinos. También incluyen este tipo de sustancias los aparatos electrónicos, el equipamiento médico, los pesticidas, los cosméticos y muchos otros productos de nuestro entorno; incluso cosas tan cotidianas como los recibos de las cajas registradoras, los protectores solares, los champús, los geles de ducha, las cremas de día, la laca de uñas y las lociones. Los disruptores endocrinos penetran en nuestro cuerpo a través de la piel, de la boca o mediante la respiración. Así que resulta que es verdad que el aire puede hacerte engordar...

Los estudios científicos muestran cada vez más claramente que los disruptores endocrinos alteran el funcionamiento de nuestras células adiposas y de nuestra energía. Pero no tenemos que sacar conclusiones demasiado rápidas ni ir por la vida con un traje de protección y máscara, porque la mayor parte de los datos provienen de estudios con animales; las consecuencias para el ser humano no están todavía del todo claras.

Lo que sí se ha descubierto ya, tanto en estudios con animales como en investigaciones con personas, son relaciones entre el BPA y la hormona inhibidora del apetito leptina y la hormona estimulante del apetito ghrelina. Parece que los disruptores endocrinos pueden influir en la sensibilidad a la insulina y en el metabolismo de las grasas, con lo que producen un aumento de peso. La manera exacta en que ingerimos estas sustancias es tan inesperada como escalofriante. Parece una mala novela policíaca. Pero esta vez no son el mayordomo ni la doncella despedida quienes intentan envenenar al señor de la casa mezclando sustancias químicas en la comida. Son los disruptores endocrinos los que, entre otros, sin darnos cuenta, penetran en nuestro cuerpo a través de los alimentos que comemos, porque «gotean» desde los materiales en los que vienen envueltos. ¿Estás empezando a volverte paranoico? Pues espera un poco, porque la historia se vuelve todavía más aterradora. La época durante la cual las personas son más vulnerables a estas sustancias es, probablemente, justo antes o justo después del nacimiento. En estudios con animales se ha visto que, cuando se expone a hembras de ratón embarazadas a determinados disruptores endocrinos, estas paren crías mucho más pesadas que las que no han sido expuestas a dichas sustancias. También las crías recién nacidas a las que se suministra BPA o el estrógeno sintético DES engordan mucho más rápido que los animales a los que no se les suministra estas sustancias.

No sabemos todavía con certeza si esto es válido para el ser humano. Pero resulta cuanto menos sorprendente que, actualmente, cada vez más niños menores de dos años de edad desarrollen obesidad. Esto parece indicar que se han producido cambios en el cuerpo ya en los estadios iniciales del desarrollo. Algunas teorías, basadas principalmente en evidencias epidemiológicas, conjeturan que un entorno alterado en el útero o poco después del nacimiento podría ser determinante, en gran medida, de la cantidad de células adiposas que producimos y de la manera en que lo hacemos, y estos dos factores influyen en nuestro peso a edades más tardías. También se sabe que los bebés de madres que fuman durante el embarazo nacen con un peso más bajo, pero que, a edades posteriores, corren sin embargo un mayor riesgo de padecer de obesidad.

Parece improbable que el aumento de la obesidad en edades tan extremadamente tempranas pueda ser imputado en su totalidad únicamente a una alimentación poco saludable y a una vida más sedentaria. Es verdad que, en algunos casos, como el de Karin y el de Joost, interviene alguna alteración genética, pero estas son muy poco frecuentes. Los genes de toda una población no cambian tan rápidamente. Aunque hay estudios que muestran que los efectos de los disruptores endocrinos pueden ser trasmitidos a las siguientes generaciones sin que estas se expongan a ellos. Así, las hembras de ratón que fueron expuestas a un determinado disruptor endocrino tuvieron crías con más células adiposas, y estas células adiposas adicionales aparecieron también en la generación siguiente, ¡sin que los ratones hubiesen estado expuestos a disruptores endocrinos!

A los disruptores endocrinos les gusta mucho la grasa. Son lipófilos y se acomodan de buena gana en las células adiposas. Los científicos especulan con que esta es la razón por la que las personas con obesidad parecen ser más sensibles a los disruptores endocrinos. Cuando las personas tienen más células adiposas, hay más células adiposas en las que los disruptores endocrinos pueden establecerse, con lo que contribuyen a su vez a la acumulación de grasa. Así puede surgir un círculo vicioso por el que tanto el exceso de grasa como el exceso de disruptores endocrinos pueden causar todo tipo de enfermedades.

Si, a estas alturas, estás en tu habitación con una máscara de oxígeno, o hiperventilando, y no te atreves a tocar ningún mueble u objeto de plástico, y no digamos ya a comer algo en lo que se haya podido filtrar plástico, es que nos hemos pasado de nuestro objetivo. Lo que queremos hacer ver, sobre todo, es que el origen de la epidemia de obesidad de las últimas décadas es muchísimo más complejo que una correlación sencilla con el aumento de la cantidad de cadenas de comida rápida y de la cantidad de horas que pasamos delante de una pantalla. Repetimos, una vez más, que no podemos afirmar con seguridad si los disruptores endocrinos influyen en la epidemia de obesidad ni en qué medida. Lo que sí es importante es que se preste más atención social, política y científica, en todo el mundo, a la influencia de los disruptores endocrinos en el ser humano. Puede que, sobre la base de investigaciones posteriores, necesitemos dotarnos de una legislación y de una normativa más estrictas para protegernos a nosotros mismos y a las generaciones futuras.

Hasta entonces, puedes limitar tú mismo tu exposición a los disruptores endocrinos empleando vasos o cuencos de porcelana en vez de comer o beber de un recipiente de plástico recalentado en el microondas. También puedes dejar las latas de conserva en los estantes del supermercado (los disruptores endocrinos se filtran a la comida desde la capa interna) y elegir productos frescos. Y sobre todo: lee las etiquetas. Algunos productores de alimentos informan de que no se ha utilizado bisfenol A en sus productos. En esos casos, pone «sin BPA» o, en inglés: «*BPA free*».

¿Gordo por culpa de las bacterias intestinales? El papel de nuestro microbioma

Otro factor oculto que puede hacernos engordar lo llevamos en nuestro interior. Se trata de las bacterias intestinales, que influyen en la manera en que nuestro cuerpo se comporta en relación con las sustancias alimenticias que nos metemos en la boca. Además, estas bacterias intestinales son importantes para el sistema inmunológico. El intestino está lleno de estos pequeños seres. Es más, se estima que tenemos diez veces más bacterias intestinales que células corporales. Estas bacterias intestinales también tienen su ADN, y el total de las bacterias intestinales con los genes del ADN es lo que se llama microbioma. Las bacterias intestinales son importantes para que se desarrollen diversos procesos biológicos de nuestro cuerpo, como la digestión y el metabolismo, y con ello mantengamos a raya nuestro peso.

Existen muchísimos tipos de bacterias intestinales, que difieren entre sí en, por ejemplo, el tamaño, la cantidad de sustancias alimenticias que absorben del intestino y lo que hacen después con dichas sustancias. Pero, simplificando, más del noventa por ciento de las bacterias intestinales pertenecen a solo dos filos: Bacteroidetes y Firmicutes. La medida en la que una persona puede adelgazar depende probablemente del equilibrio entre estos tipos de bacterias. La investigación científica señala que las personas con obesidad tienen menos bacterias del primer filo en el cuerpo, mientras que sin embargo, el segundo filo es muy abundante. También resulta que el microbioma de las personas con obesidad está regulado de tal modo que puede extraer más energía de los alimentos que pasan por los intestinos. Esto era útil en las épocas de escasez de tiempos pretéritos, pero, en la época actual de excedentes alimentarios, lo es mucho menos. La consecuencia para estas personas es que, aunque coman menos, ganan peso.

Pero existen otras formas en las que esas bacterias intestinales desfavorables provocan obesidad. Por ejemplo, algunas bacterias producen sustancias que causan una ligera inflamación y que, a su vez, pueden hacer también que aumente el peso corporal. Nuestro microbioma, con el que nacemos, coadyuva a la forma en que nuestro cuerpo gestiona las sustancias alimenticias que ingerimos. Esto explica, en parte, por qué algunas personas tienen, «por naturaleza» mayor predisposición a engordar que otras. Unos investigadores de Ámsterdam que estudian el microbioma han demostrado que las personas que tienen, al nacer, una gran variedad de bacterias intestinales tienen menos posibilidades de desarrollar obesidad a una edad más tardía. Puede sonar raro, pero es así: cuantos más tipos de bacterias tengas en los intestinos, mejor para tu salud.

Afortunadamente, tú también puedes influir, en parte, en el hábitat de esos pequeños moradores de tu intestino. Por ejemplo, si comes muchos alimentos ricos en fibra (pan o pasta integrales de harina de grano poco molido, fruta, arroz integral o copos de avena) se activan tus bacterias intestinales beneficiosas. Por eso, estos alimentos se conocen como «prebióticos». Las bacterias intestinales aseguran que los alimentos pasen más deprisa por el tracto gastrointestinal, por lo que al cuerpo le resulta más difícil absorber todas las sustancias alimenticias. Y esto termina resultando favorable para tu masa adiposa. Un hecho interesante es que las bacterias buenas producen los llamados ácidos grasos de cadena corta, como el butirato. Hace poco que unos investigadores de Leiden descubrieron que puede considerarse el butirato como una sustancia protectora contra el exceso de masa adiposa. En estudios con ratones resultó que tiene tendencia a reprimir el apetito, pues emite una señal inhibidora desde el intestino, a través de las neuronas, hasta el hipotálamo, donde se regula la sensación de hambre. El butirato estimula también la combustión, aunque sea de manera discreta y mediante la grasa parda, nuestro quemador de grasa interno.

En contraposición, los productos alimentarios «malos» o los antibióticos pueden influir de manera negativa en nuestras bacterias intestinales, por lo que nos hacen engordar. Y esto es algo de suma importancia en la sociedad actual. Debido a la gran cantidad de alimentos ricos en grasas y azúcares que comemos, las bacterias intestinales acaban en una situación desfavorable, en la que disminuye la cantidad de tipos de bacterias «buenas» y aumenta la cantidad de tipos de bacterias «malas», lo que contribuye probablemente a la tendencia al aumento de peso que vemos en todo el mundo. Con los antibióticos sucede algo parecido. Desde hace años se añaden al pienso pequeñas cantidades de antibiótico, en primer lugar para proteger al ganado de enfermedades infecciosas; pero resulta que esta medida tiene un efecto secundario de gran interés para los criadores: hace engordar al ganado. A los científicos no se les ha escapado el hecho de que a los niños se les suministra, cada vez más a menudo, tratamientos antibióticos a edades cada vez más tempranas, y que estos niños son cada vez más gordos. Un amplio estudio finés ha mostrado que los tratamientos antibióticos en los niños son responsables de que su microbioma sea «menos diverso» y se parezca más al de las personas con obesidad. También se ha comprobado que, cuantos más tratamientos antibióticos recibe un niño, mayor es su IMC. Estas son malas noticias, si pensamos que el sobrepeso a una edad temprana impone una mayor cantidad de células adiposas para el resto de la vida de la persona. Lo que falta por estudiar con más profundidad es si puede atribuirse parte de la actual epidemia de obesidad a los antibióticos. De todos modos, como muchos otros medicamentos, los antibióticos solo deben prescribirse cuando son realmente necesarios, especialmente si se trata de niños.

Un fenómeno destacado es que las bacterias que contribuyen a engordar son trasplantables. Investigadores de Washington mostraron que los ratones a los que, en primer lugar, se eliminaron las bacterias intestinales malas (esterilizándolas) para recibir luego bacterias intestinales de ratones gordos, engordaron notablemente más que los que recibieron bacterias intestinales de ratones delgados. Parece, por tanto, que la predisposición a desarrollar la obesidad a través de las bacterias intestinales es trasplantable. Por eso, actualmente se llevan a cabo experimentos para proporcionar a ratones demasiado gordos, mediante trasplantes de heces, las bacterias beneficiosas de ratones delgados, con el objetivo de mejorar su metabolismo y bajar su peso. Los trasplantes de heces funcionan así: se toma un poco de la deposición de un donante sano, que se mezcla con agua y otros elementos. Luego se introduce esa mezcla, con un tubo, hasta los intestinos (por vía superior o inferior). Ya se han realizado con éxito los primeros trasplantes de heces entre personas. Un estudio reciente de unos investigadores de Ámsterdam mostró que un trasplante de heces de una persona sana puede mejorar la sensibilidad a la insulina de personas que tienen afectado el metabolismo de los carbohidratos. En el futuro, será cada vez más frecuente oír hablar de las posibilidades terapéuticas de nuestros intestinos. Tal vez suene un poco repugnante, pero son buenas noticias.

¿Gordo por culpa de un virus?

El médico estadounidense Richard Atkinson, antiguo presidente de la Asociación Norteamericana de la Obesidad y de la Asociación Norteamericana para el Estudio de la Obesidad, defiende la fascinante tesis de que la actual epidemia de obesidad podría explicarse, en parte, por un virus. Tras el explosivo aumento de la obesidad en la década de 1980 en los países más prósperos, asistimos ahora a un aumento, también enorme, de la enfermedad en países más pobres. Allí no se puede imputar este aumento únicamente a productos de lujo como televisores, ordenadores, microondas o cadenas de comida rápida, refrescos, raciones grandes y poco ejercicio físico. Pero ¿a un virus?

Pues, en efecto, existe un virus que podría provocar obesidad: el virus del resfriado adenovirus 36. Al menos un tercio de las personas con obesidad tienen este virus, mientras que solo un diez por ciento de las personas delgadas están infectadas por él. En la década de 1990, unos investigadores norteamericanos descubrieron que cuando infectaban con este virus a pollos y ratones, estos animales engordaban considerablemente. También se administró este mismo virus a monos, que se parecen más al ser humano, y todos ellos engordaron. Lo más llamativo es que los animales no comían más ni se movían menos, pero aun así engordaban debido a cambios en el metabolismo y en el modo en que reaccionaba el cuerpo a la comida. Los investigadores descubrieron que el ADN del virus entra en las células adiposas, lo que provoca que en esas células se acumulen, en forma de grasa, más grasas y azúcares procedentes de la sangre. También causa un aumento del número de células adiposas. Por desgracia, no existe todavía medicamento alguno contra este virus cuando la persona ya está infectada, pero los investigadores se afanan en buscarlo. La buena nueva es que las personas que tienen tanto obesidad como ese virus suelen conseguir perder peso con hábitos de vida saludables acompañados, cuando proceda, de medicación contra la obesidad, aunque sigan siendo más propensas a volver a engordar si no consiguen mantener esos hábitos saludables de vida. Y lo que sí se ha desarrollado es una vacuna contra el adenovirus 36, para coadyuvar en la prevención de la obesidad. Quién sabe si, en el futuro, será posible contrarrestar, en parte, esta epidemia a través de esta nueva vía.

Una epidemia de factores ocultos que engordan

Si observamos todos los elementos uno tras otro, llegaremos a una conclusión muy clara: nos enfrentamos a una epidemia mundial de obesidad que resulta difícil de frenar. Durante mucho tiempo se pensó que algunos hábitos de vida (como consumir demasiados alimentos procesados y hacer poco ejercicio físico) eran prácticamente los únicos factores que contribuían al desarrollo de la obesidad. La mayor parte de las políticas para combatir esta epidemia se centran en estos factores. Y, hasta ahora, sin éxito, porque la epidemia continúa. Se podría argumentar que es lógico, puesto que seguimos comiendo de manera poco saludable, nos movemos poco y nuestro entorno de supermercados llenos de productos alimentarios insalubres no nos incita a mejorar nuestros hábitos alimentarios, sino que nos lo pone más difícil. Pero ahora sabemos que muchos otros factores desempeñan un papel en el aumento de peso: las hormonas, los genes, el estrés, la psique, la falta de sueño, el reloj biológico, un déficit de grasa parda, etcétera. Muchos de estos elementos también han sufrido cambios en la sociedad actual, y no precisamente favorables para nuestra grasa. En un individuo determinado, el aumento de peso se debe generalmente a una suma de factores. Y acabamos de ver que existe, además, todo un mundo de otros factores que engordan, pero que apenas se toman en cuenta. Nuestra flora intestinal puede tener una mala composición o sufrir un desajuste desfavorable, muchas personas utilizan medicamentos que engordan y seguimos rodeados de disruptores endocrinos y de virus, que son bastante más evasivos, pero que aportan probablemente su granito de arena a la epidemia de obesidad. Hasta aquí la teoría: ahora ya sabes todo lo que puede ir mal. Pero también hay buenas noticias, porque existen soluciones para muchos de estos factores. En el capítulo siguiente te explicamos qué puedes hacer para conseguir o mantener un peso saludable o más saludable.

10.
¿Cómo podemos combatir el sobrepeso de manera efectiva?

Delgada gracias a una operación de estómago: la historia de Patty Brard

Patty se crio en Nueva Guinea y, de niña, era sumamente delgada. Comía poco. Tan poco que, cuando estaba en la escuela primaria, la remitieron al médico del colegio por la posibilidad de que padeciera alguna enfermedad tropical. Resultó que no. Su madre seguía desesperada y decidió mandarla con una amiga suya que cocinaba deliciosos platos indios. Pero Patty no quería comer ni siquiera esos manjares. Cuando Patty tenía once años su familia se mudó a los Países Bajos. Durante la adolescencia consiguió alcanzar un peso normal. Siendo veinteañera se lanzó al mundo del espectáculo: el aspecto físico y, por tanto, el peso, eran cada vez más importantes para ella. Hizo furor como cantante, y sus días empezaron a ser muy largos.

Todavía se acuerda con claridad de esa época: «Durante el día casi no comía nada y trabajaba duro. Pero por la noche me recompensaba a mí misma. Salía a cenar, pasaba unas veladas agradables, me paseaba en limusinas y también bebía abundantemente. Pero también estaba estresada. Tenía que estar siempre encantadora y divertir a los otros. Y dormía poco».

A los cuarenta años de edad empezó a darse cuenta de que, poco a poco, estaba engordando. Nada llamativo. Todo se había iniciado sigilosamente, de medio kilito en medio kilito. De hecho, prefería no verlo. Pensaba que no era posible que esa niña de antes tan sumamente delgada se estuviese convirtiendo en una mujer gorda. Aun así, hacía todo lo posible para no engordar demasiado. Seguía comiendo poco durante el día. ¿O tal vez no era realmente tan poco?

«Estaba cada vez más obsesionada con mi peso. La comida me rondaba la cabeza todo el tiempo. Ya por la mañana pensaba en ir al carnicero para comprar un buen trozo de carne y, de paso, acercarme al mercado a por unas nueces y queso... Leía prácticamente todos los libros de cocina. ¡Me sé todos los libros de Jamie Oliver de memoria! Hasta que un productor de televisión me dijo: "Patty, de verdad, no puedes ponerte ese pantalón rosa de Dolce & Gabbana". Solo entonces me di cuenta de que mi vida estaba afectando a mi peso.»

Después de eso, cualquier comentario sobre su peso le caía como una bomba. Y la bomba estalló cuando unos años más tarde (tenía entonces sesenta y tres), su empleadora le dejó muy claro que, para la presentación de un popular programa de televisión, buscaban a alguien más fresco y deslumbrante que ella.

«Me sentía indignada y vulnerable al mismo tiempo. ¿Cómo se atrevía una mujer a decir algo así a otra mujer? Al final, le estuve agradecida por esa confrontación tan dura con la realidad. Tenía que dar un golpe de timón. Sabía que mi vida tenía que cambiar, no podía seguir días enteros intentando hacer régimen para saltármelo por la noche con una "cena de recompensa". Necesitaba ayuda, y rápido.»

Patty pensaba incluso que ya no tenía tiempo para largas sesiones para adaptar sus hábitos de vida. Se fue a Bélgica, donde se sometió a una operación de estómago, un baipás gástrico con el que consiguió perder mucho peso. En total, unos treinta kilogramos en un par de meses. Veía cómo cambiaba su cuerpo, lo que le proporcionaba una indecible felicidad. También había perdido por completo la sensación de hambre. A veces hasta olvidaba comer. Recordaba con extrañeza esos tiempos en los que estaba gorda, y se preguntaba cómo había podido aguantar tanto tiempo con ese cuerpo. Sentía cómo la energía fluía por su cuerpo y era capaz, de nuevo, de subir las escaleras sin resoplar y sin apoyarse en la pared. Podía volver a ponerse sus preciosos vestidos. ¡Y tacones! Había recuperado su vida.

Pero no todo resultó ser tan bonito. Una operación de estómago no es un apaño rápido. Es más: Patty tenía que esforzarse por lo menos tanto como antes de la operación para mantener el peso. Aunque se daba cuenta de que lo que hacía antes tenía el efecto contrario: lo de no comer durante el día y sí hacerlo, en gran cantidad, por la noche, y seguir bebiendo copas de vino blanco solo por costumbre, todo ello contribuía a su estrés y falta de sueño. Si lo hubiese sabido antes...

«Lo que me pasa ahora es que no puedo comer grandes cantidades. Tengo como una alarma incorporada al cuerpo que se pone a sonar inesperadamente cuando como demasiado. Una noche fui a un restaurante y pedí *sushi* en la cantidad a la que estaba acostumbrada antes de la operación. ¡Riquísimo! Hasta que, de repente, empecé a sudar mucho y a sentirme mal. Sentía cómo se me escapaba toda la energía del cuerpo y tuve que quedarme sentada tranquilamente hasta que se me pasó. Me llevé un buen susto. Luego comprendí que había sido un episodio del síndrome de *dumping*, una complicación que puede ocasionar muchos síntomas cuando comes demasiada cantidad o demasiado rápido después de una operación de estómago. Mis médicos belgas no me habían advertido de que esto podía suceder. Me volvió a ocurrir otra vez. Me encontraba en una terraza, en Ibiza, con otras personas. Bebía un batido de verduras que estaba tan bueno que me lo tragué a toda velocidad. Un poco después me encontré mal, sentía como si tuviese un nivel de glucosa en sangre extremadamente bajo, y desaparecí hacia los aseos. Cuando volví a la mesa, mis compañeros me miraban con el ceño fruncido. "¡Qué no estarán imaginando!", pensé. Ahora ya lo llevo mejor. Cuando salgo, llevo siempre encima un cuenco de gachas de avena y galletas saladas, para dar pequeños bocados periódicamente. Y funciona.»

Mantener un peso saludable: prevención

La operación a la que se sometió Patty —y a la que se someten muchas otras personas cada año— es una solución rigurosa para la obesidad. Y muy eficaz, sobre todo para aquellas personas cuya lucha de años contra los kilos de más no ha surtido efecto alguno, a pesar de todo tipo de dietas, polvos, pastillas y programas de cambio de hábitos de vida intensivos. Volveremos más adelante a esta drástica solución para la obesidad, pero primero queremos contar algo sobre otros tratamientos que también han demostrado tener buenos resultados cuando se aplican de forma adecuada.

Por supuesto, es mejor prevenir la obesidad que curarla. Por eso, la prevención es el enfoque más importante para tratar la obesidad. Cuando el peso de una persona ha aumentado de forma alarmante, sea por la causa que sea, los desajustes en su cuerpo son tales que es muy difícil dar marcha atrás. Piensa, por ejemplo, en todas las hormonas producidas por la mayor cantidad de grasa corporal y en todos esos procesos corporales alterados (incluido el apetito). Incluso aunque se consiga adelgazar en determinado momento, el sistema hormonal sigue conservando muchos factores alterados y se puede decir que el cuerpo está programado para volver a ganar peso fácilmente. Gracias a la evolución de nuestra especie.

Si tienes suerte, dispondrás de un paquete de genes favorable y podrás mantener tu peso a raya, aunque no te muevas mucho y a pesar de tener malos hábitos alimentarios. ¡Déjalo estar! podrías pensar. Pero ¿hasta cuándo? Si nos observamos con realismo a nosotros mismos como sociedad, no podemos dejar de constatar que la gran mayoría de las personas no se atienen a las normas actuales de ejercicio físico ni a los consejos para llevar una alimentación saludable, como vimos en el capítulo 2 (véase el resumen en el recuadro 11, o los consejos para una alimentación saludable de la OMS en: <https://www.who.int/es/news-room/fact-sheets/detail/healthy-diet>). En justicia, tenemos que decir que nosotras mismas, autoras de este libro sobre la grasa, tampoco somos unas santas en cuanto a la alimentación se refiere. Nos esforzamos por seguir unos hábitos de alimentación saludables, pero nosotras también nos atiborramos alguna vez de bombones, a ser posible acompañados de una buena taza de chocolate caliente con una gran bola de nata encima. En el fondo, es muy sorprendente que, en nuestro entorno obesógeno, «solo» el treinta y nueve por ciento de la población adulta mundial tenga sobrepeso. Evidentemente, algunas personas parecen estar realmente protegidas por genes beneficiosos o por otros factores que les permiten mantener un peso saludable. Por otra parte, se prevé que, si no cambian las cosas, en 2040 dos de cada tres neerlandeses serán obesos.[8] ¡Queda mucho por hacer!

No hay duda alguna de que nuestro mundo está lleno de productos ricos en azúcares y grasas. Intenta conseguir comida saludable en las estaciones de tren, en las gasolineras o en las calles comerciales... Chocolatinas envueltas en papeles vistosos, patatas fritas y bollos que desprenden su aroma, todo parece decirte: ¡Cómeme! Y tu cuerpo responde: ¡Te quiero! Porque así te ha programado la evolución. Tu cuerpo y tu mente están preparados para ello antes incluso de ver y oler todos esos manjares. Así que ¿cómo de consciente y de voluntaria es esa elección? ¿A quién corresponde, por tanto, revertir esta situación? ¿Al individuo o a la sociedad?

---

8. Según un estudio liderado por investigadores del Institut Hospital del Mar d'Investigacions Mèdiques y médicos del Hospital del Mar, de Barcelona, publicado por RTVE el 10/01/2019, en España, el 80% de los hombres y el 55% de las mujeres (es decir, 27 millones de adultos) tendrán obesidad o sobrepeso en 2030 (<http://www.rtve.es/noticias/20190110/80-hombres-55-mujeres-tendra-obesidad-sobrepeso-2030/1866380.shtml>). (*N. de la T.*)

¿No deberían las autoridades ayudar al individuo, mediante normativas y estímulos, a que tome decisiones responsables?

Es verdad que, si te molestas un poco, conseguirás encontrar algún alimento saludable mientras esperas el tren o pagas la cuenta en la gasolinera, pero, para ello, antes tendrás que pasar la vista por encima de toda esa bazofia llena de azúcar y grasa y emplear una lupa para dar con una ensalada. Mientras que la situación por defecto debería ser la contraria: precisamente todo aquello que es saludable debería saltar a la vista de manera atractiva, para que tu cuerpo y tu mente sientan la inclinación de elegir de manera saludable. Cada vez se emplean más este tipo de tácticas, llamadas *nudging*, para influir conscientemente en el comportamiento inconsciente. En palabras sencillas, un *nudge* es un pequeño empujón en la buena dirección. Sería, pues, una forma perfecta para que las autoridades nos guíen hacia unos hábitos alimentarios saludables. Sobre este tema, los científicos estadounidenses Richard Thaler y Cass Sunstein publicaron en 2008 su famoso libro *Nudge*,[9] en el que trasladan conceptos y técnicas clásicas de mercadotecnia de la economía conductual al sector público.

Como ya hemos visto anteriormente, muchas de nuestras decisiones diarias están dirigidas por nuestra mente automática e intuitiva. Esto es precisamente a lo que responden esos «pequeños empujones»: a nuestro comportamiento automático

---

9. Existe versión española, publicada con el título: *Un pequeño empujón. El impulso que necesitas para tomar mejores decisiones sobre salud, dinero y felicidad.* (*N. de la T.*)

e inconsciente. Existen muchas prácticas de *nudges* que se han empleado con éxito y con las que se ha conseguido aumentar la venta de productos saludables: colocar estos productos, en los supermercados, a la altura de los ojos, tener fruta fresca partida en los lineales de frío cerca de la caja (¡las ventas se multiplicaron por treinta!), hacer que los platos de verdura propongan una recomendación divertida o atractiva como «¡Date un capricho!» o hacer que los productos menos saludables se vendan en porciones más pequeñas. También se puede ampliar la distancia que hay que recorrer para llegar a los *snacks*, porque así se compran menos. Y esta recomendación es válida también en el trabajo o en casa: no guardes los caramelos en tu mesa; si de verdad quieres tenerlos, métidos en un armario que no te pille muy cerca. Suele resultar más fácil dejar de comer ese *snack* si hay que molestarse mucho para ello. ¡Qué simple —pero qué sutil— puede llegar a ser la mercadotecnia! ¿Verdad que las autoridades podrían emplearla? Pero, para contrarrestar la epidemia de obesidad, necesitamos también medidas rigurosas en el ámbito de la prevención, como una tasa sobre el azúcar (de la que ya hemos hablado anteriormente), impuesta con éxito en muchos países.

¿Qué puedes hacer tú mismo para mantener o conseguir un peso saludable?

Ya has visto pasar, por estas páginas, una gran variedad de factores que influyen en tu grasa corporal y, por tanto, en tu peso. En algunas personas, el factor que desempeña un papel relativamente importante será el uso de medicamentos que engordan, mientras que en otras será la alteración del ritmo biológico por el trabajo nocturno. Pero lo que, sin duda, es válido para casi todo el mundo es que comer de manera saludable y moverse lo suficiente son las condiciones más importantes para mantener un cuerpo y un peso sanos. Lo cual no constituye ninguna sorpresa. En cuanto a la alimentación, no hace falta complicarse la vida más de lo necesario. Si comes las porciones diarias adecuadas de verduras y frutas (preferentemente frescas), productos de harinas integrales, carnes blancas como el pollo, pescado azul una vez por semana, productos lácteos sin azúcares añadidos, un puñado de frutos secos (preferentemente sin tostar y sin salar) y, además, bebes agua, café y té, ya vas por muy buen camino (*véase* recuadro 11). Y, por supuesto, también tiene cabida en esta dieta ese trozo de tarta de manzana para celebrar un cumpleaños o la vida. ¡Nadie se ha vuelto gordo por un trozo de tarta! Sobre todo, no seas excesivamente rígido con la comida; lo que tienes que hacer es salir del «automatismo» y elegir de manera consciente los productos saludables. Con un poco de suerte, esa elección irá siendo progresivamente más inconsciente. No hace falta, para nada, seguir todas las últimas modas y comer solo quinua, aguacate y garbanzos. Ni eliminar por completo de tu dieta los carbohidratos y las grasas. Pero sí es cierto que limitar la ingesta de carbohidratos parece dar sus frutos cuando se tiene ya alguna alteración en la tolerancia a la insulina, prediabetes y diabetes tipo 2: es decir, cuando se necesita mucha insulina externa para que el cuerpo pueda procesar los azúcares.

RECUADRO 11. La alimentación saludable, en pocas palabras

> - Come cada día algunas porciones de fruta y verdura.
> - Come legumbres asiduamente.
> - Evita los alimentos de producción industrial (platos preparados, carnes rojas o procesadas).
> - Come cada día un puñado de frutos secos sin salar.
> - Come pescado azul una vez por semana.
> - Consume siempre productos de harinas integrales.
> - Toma cada día algún producto lácteo sin azúcares añadidos.
> - Bebe agua, café o té (nada de bebidas que contengan azúcares).
> - Modérate con el alcohol.

No es ninguna novedad que las bebidas son uno de los principales productos que nos hacen engordar. Si mandas a tu hijo al colegio, cada día, con una bebida azucarada, al final suman muchas calorías. En un estudio llevado a cabo en Ámsterdam, se siguió durante un año y medio a un grupo de 641 niños de entre cuatro y once años, a la mitad de los cuales se les dio, cada día, un *brick* pequeño de una bebida azucarada, y a la otra mitad, un *brick* pequeño de una bebida sin azucarar. Transcurrido un año, los niños que habían tomado una bebida azucarada habían engordado un kilo más que los niños que la habían tomado sin azucarar. Piénsalo bien: ¡el estudio solo duró un año escolar! Partiendo del principio de que un niño pasa, en los Países Bajos, ocho años en la escuela infantil y primaria, esto significa una diferencia de ocho kilos. Y luego empieza la educación secundaria, con todas las dulces tentaciones de las cafeterías de los institutos.

Por supuesto, moverse siempre es saludable. Se produce más masa muscular y aumenta la combustión. Puede que no te guste hacer deporte y que te haya sucedido alguna vez estar en la bicicleta estática, con las axilas inundadas en sudor, mirando una pantallita que te dice que, después de quince o treinta minutos, solo has quemado las calorías de un sándwich. Piensa entonces que lo más importante no son las calorías que aparecen en esa pantalla. Al moverte, sobre todo con el entrenamiento de fuerza, generas más masa muscular, y conviene ser consciente de que no solo quemas calorías en el momento mismo de moverte, sino que, gracias a esa mayor masa muscular, quemarás más calorías todo el día y toda la noche, veinticuatro horas al día, los siete días de la semana. ¡Incluso en reposo! Así que también mientras estés durmiendo quemarás más calorías, sin ningún esfuerzo. Esto ocurre porque los músculos reciben continuamente más nutrientes, y se almacena, por tanto, menos grasa. Por eso disminuye también la probabilidad de padecer diabetes y otras patologías. El ejercicio físico habitual reduce, además, los niveles de cortisol, con todos los efectos beneficiosos que ello implica. Por si fuera poco, los estudios demuestran que la cantidad de masa muscular es uno de los mejores predictores de un envejecimiento sano. Te mantiene en forma tanto física como mentalmente.

En cuanto al ejercicio físico, el consejo de la oms para los adultos es practicar dos horas y media de actividad aeróbica de intensidad moderada (por ejemplo, andar a buen paso o montar en bicicleta) repartidas durante la semana, o tener por lo menos una actividad física vigorosa de 75 minutos a lo largo de la semana, o una combinación equivalente de actividad moderada y de actividad de alta intensidad.

En general, cuanto más y cuanto más intensivo sea el movimiento, mejor. Eso sí, procura repartir el ejercicio entre los días de la semana, en vez de no hacer nada entre semana y lanzarte a hacer deporte de manera intensiva el fin de semana. Es la mejor manera de que aumenten las posibilidades de lesión, que te alejarán cada vez más de tu objetivo. Además, se aconseja hacer ejercicios que fortalezcan los músculos y los huesos dos veces por semana. No te hará ningún mal tener agujetas de vez en cuando, después de un entrenamiento de fuerza. La carga produce pequeñísimas microfisuras en los músculos, lo que constituye un estímulo para producir más masa muscular. Los músculos crecen por esta sobrecompensación. ¡Y esto es muy beneficioso! Así que, la próxima vez que tengas agujetas, disfrútalas y piensa en el buen trabajo que están haciendo en tu cuerpo. Aquí termina tu trabajo activo. Mientras veas la televisión tirado en el sofá, se seguirá formando masa muscular.

Como ya has leído, para no engordar también es sensato evitar la falta de sueño y un estrés demasiado prolongado en el tiempo. Y si te recetan medicamentos que puedan tener el efecto de hacerte engordar (en el capítulo 9 encontrarás una lista resumida de dichos fármacos), ten mucho cuidado con tu peso. Y, en cuanto empieces a notar que estás engordando, háblalo con tu médico. ¡Es mejor prevenir que curar la obesidad!

Nuevos conceptos de la ciencia que puedes aplicar tú mismo

Junto a las cuestiones ya sabidas de comer sano y moverse más existen otros consejos prácticos que puedes seguir para lograr o mantener un peso saludable. Ya hemos comentado algunos de ellos, como aumentar el consumo de energía mediante el *fidgeting*, esos pequeños movimientos como golpear con el bolígrafo o mover los pies mientras estás tranquilamente sentado a una mesa o en un sillón. Pasar mucho tiempo sentado sin moverse puede contribuir a la obesidad, lo que puede producir a su vez diabetes y enfermedades cardiovasculares. Y eso no puedes compensarlo haciendo deporte de manera intensiva por la tarde. Además, si tienes un sobrepeso severo, no es fácil hacer deporte, porque se cargan fácilmente las articulaciones, y, a veces, las personas con sobrepeso se avergüenzan de verse con ropa deportiva entre las personas, mayoritariamente delgadas, que acuden al gimnasio. Se ha demostrado que el mayor riesgo de padecer enfermedades cardiovasculares por pasar mucho tiempo sentado desaparece en las personas que repiten mucho esos pequeños movimientos a lo largo del día. Las investigaciones demuestran que, si lo haces hábilmente, el *fidgeting* puede aumentar de un veinte a un treinta por ciento tu consumo energético. Parece, pues, que con esos pequeños movimientos tan simples como mascar chicle se ponen en marcha en tu cuerpo todo tipo de engranajes, lo que consigue disminuir de manera drástica los efectos dañinos de estar sentado. El *fidgeting* sería, en parte, un rasgo de carácter, pero tal vez puedas intentarlo alguna vez, si te ves obligado a permanecer quieto en una larga cola o en una aburrida reunión que se alarga durante horas. Contraer y relajar los glúteos o dar golpecitos con el pie durante un rato no puede molestar a nadie. Y, así, puede que aumentes sutilmente tu consumo energético. En cualquier caso, no te hará ningún daño.

Por otra parte, no está claro por qué estar sentado mucho tiempo resulta tan nocivo para la salud y hace que aumente la masa adiposa. La explicación más obvia es que, naturalmente, se consume menos energía. Pero se ha encontrado, en animales de laboratorio, otra posible explicación que, si resulta ser válida también para las personas, contiene posibles soluciones ocultas. Resulta que los ratones y las ratas tienen en los huesos de las patas una especie de balanzas minúsculas que registran su peso. Hasta ahora, el único mecanismo conocido que vigilaba nuestra masa adiposa era la hormona de la grasa leptina, que informa al cerebro de cuánta grasa tenemos. Si tenemos mucha masa adiposa, la leptina manda una señal al cerebro para que disminuya la sensación de apetito y aumente la combustión. Pero ahora se ha encontrado en el cuerpo de estos animales de laboratorio un sistema adicional para mantener informado al cerebro del peso corporal. Y este sistema podría explicar, en parte, por qué estar sentado es tan perjudicial para nosotros. Cuando estamos de pie, «la balanza de las piernas» expresa el peso real. Cuando estamos sentados, esta balanza interna mide un peso más bajo, que es el que envía al cerebro, lo que implica que el apetito aumenta y la combustión disminuye. Es una línea de investigación nueva y fascinante. Incluso se están haciendo experimentos en los que se les hace cargar, a ratas y ratones, con un pequeño peso adicional en sus espaldas, durante un breve espacio de tiempo. ¿El resultado? Los animales pierden exactamente el mismo peso que han cargado a sus espaldas. Los estudios demostrarán si este mecanismo funciona igual en el ser humano; en caso afirmativo, ¡tal vez podríamos adelgazar engañando a nuestra «báscula» del cerebro, cargando de vez en cuando con una mochila pesada!

En el capítulo 6 se ha citado otra manera hábil de aumentar la combustión, además del movimiento: la de exponerse a una temperatura baja. Con ello, la grasa parda se vuelve más activa. Pasar solo dos horas al día en una habitación a 17 °C produce una disminución de la masa adiposa en relación con la masa muscular. Y esta es precisamente una manera saludable de perder peso, porque es importante para la combustión conservar la masa muscular. La estimulación de la grasa parda no tiene por qué costar nada. Al revés, si bajas un grado la calefacción, incluso ahorrarás dinero. Y si te gusta moverte, hazlo sobre todo al aire libre. Hacer deporte durante un cuarto de hora al aire libre cuando la temperatura es de 4 °C es más eficaz que hacerlo en un gimnasio bien climatizado, porque no aumentas la combustión solo con ayuda de la masa muscular, sino también con ayuda de la grasa parda. Ingerir capsaicina, una sustancia que se encuentra en los pimientos picantes, tiene efectos similares en tu grasa parda. Así que, si te gusta la comida picante ¡no te cortes y toma más chile!

No todos los kilos entran por la boca

El primer paso para bajar el sobrepeso es descubrir cuál es exactamente su causa en cada individuo determinado. Normalmente, la obesidad es una suma de diversos factores que contribuyen a aumentar el peso. A veces, el aumento de peso se explica por una enfermedad. Por cierto que, entre otros, la Organización Mundial de la Salud (oms) y la Asociación Médica de los Estados Unidos (la organización de médicos más importante de ese país) definen la obesidad (es decir, un IMC de treinta o más) como una enfermedad. Y no sin motivo, si piensas en todas las modificaciones biológicas desfavorables que se producen en el cuerpo cuando la cantidad de grasa es excesiva, como ya vimos en el capítulo 4. Es una pena que, a menudo, en el ámbito médico se inicie un tratamiento sin estudiar previamente por qué se ha producido ese sobrepeso. Muchas personas (médicos incluidos) piensan que todos los kilos entran por la boca, por lo que quieren solucionar el problema reequilibrando la gestión energética. El consejo estándar suele ser comer menos y moverse más. ¡Problema resuelto!

Este es uno de los mayores malentendidos de la obesidad. Los médicos y otros profesionales de la medicina, los responsables políticos y el público en general, enfocamos el problema sin tener en cuenta los matices. Y esta es una de las razones por las que no se pone remedio a la epidemia de obesidad. Para ello, tenemos que buscar más allá de soluciones simples y parciales. Ahora que has leído qué factores influyen en nuestra grasa corporal, ya sabes que la obesidad no es un problema sencillo. No debemos negar que comer de manera saludable y tener una actividad física suficiente son importantes, pero, cuando se llega a la obesidad, se han producido ya tantas alteraciones en el cuerpo que perder peso simplemente comiendo menos y moviéndose más resulta muy difícil. El cuerpo se halla en un punto de regulación diferente, en el que todo tipo de hormonas provocan que la nueva norma sea el mayor peso corporal y se afanan en procurar que siga siéndolo.

El sobrepeso leve es otra historia. En este caso no se dan todas esas alteraciones hormonales, por lo que la posibilidad de tener éxito cuando se intenta adelgazar (ya sea con o sin ayuda profesional) es mucho mayor. El primer paso en caso de obesidad es, pues, buscar las causas. Este es trabajo del médico de familia, del internista o del pediatra. Pero también uno mismo puede intentar averiguar por sí mismo si existen factores que contribuyen a ganar peso. Además, también deberías tener cuidado con dichos factores si estás conforme con tu peso y deseas mantenerlo. Las categorías del 1 al 3 son los factores por excelencia que hay que tener en cuenta.

Las seis categorías siguientes de factores o causas pueden contribuir a un sobrepeso (severo):

1. Factores relacionados con los hábitos de vida

- **La comida.** ¿Cómo son mis hábitos alimentarios? ¿Como productos saludables como indica la pirámide nutricional? ¿O tomo habitualmente (es decir, no solo en ocasiones especiales) productos de alto valor calórico o insalubres, como varios vasos de refresco al día en vez de agua? ¿O he seguido dietas de choque que han contribuido, por el efecto yoyó, a mi aumento de peso?

- **El movimiento.** ¿Me muevo lo suficiente? ¿No podría añadir algunos pequeños movimientos más, como subir más a menudo por la escalera, mascar chicle (sin azúcar) o *fidgeting* (dar golpecitos con el pie o con un bolígrafo)? ¿No paso demasiadas horas seguidas sentado? ¿Podría levantarme un momento más a menudo, por ejemplo, cada media hora, para ir hasta la impresora, sacarme un café de la máquina, etcétera?

- **El sueño.** ¿Duermo de siete a ocho horas seguidas cada noche? ¿Ronco fuerte y tengo breves apneas? ¿Trabajo en el turno de noche o tengo el ritmo de sueño y vigilia alterado por algún otro motivo?
- **El alcohol.** ¿Consumo demasiado alcohol? En el sitio web de los Centros para el Control y la Prevención de Enfermedades de los Estados Unidos puedes detectar si tu consumo es elevado o excesivo: <https://www.cdc.gov/alcohol/fact-sheets/alcohol-use.htm>.[10]
- **El tabaco.** ¿Acabo de dejar de fumar? Aunque las personas suelen engordar cuando acaban de dejar de fumar, hacerlo reporta unos beneficios para la salud que compensan ampliamente esos kilos de más.
- **El contexto sociocultural.** ¿Me impide el contexto cultural en el que vivo llevar una vida saludable, por ejemplo, porque se dispone siempre de comida (insalubre) en abundancia y ofrecer comidas copiosas se considera una forma de hospitalidad?

2. Factores mentales

- **Los trastornos depresivos.** ¿Padezco de sentimientos lúgubres y he dejado de disfrutar de las cosas?

10. El Ministerio de Sanidad, Consumo y Bienestar Social tiene un cuestionario para determinar el nivel de consumo de alcohol: <http://www.estilosdevidasaludable.mscbs.gob.es/consumo/conoce ConsumoHome.htm>. (*N. de la T.*)

- **El estrés.** ¿Siento que sufro un estrés crónico? ¿Soy capaz de relajarme suficientemente? ¿Tengo dolor crónico (una forma de estrés físico)?
- **Los antojos.** ¿Tengo ataques de ansiedad por comer (con o sin vómitos)? Podría ser un indicio de bulimia nerviosa o de trastorno por atracón.

3. **Medicamentos.** ¿He aumentado de peso al empezar con una nueva medicación o después de un aumento de la dosis de una medicación que tiene como efecto secundario el aumento de peso? Algunos medicamentos que tienen este efecto secundario son, entre otros:

   • Corticosteroides (tópicos, en comprimidos o inyectados) • Betabloqueantes (metoprolol, propranolol) • Antidepresivos (mirtazapina, citalopram, paroxetina) • Antipsicóticos (litio, olanzapina, risperidona) • Antiepilépticos (carbamazepina, ácido valproico, gabapentina) • Medicamentos contra la diabetes (insulina, glimepirida) • Neuroanalgésicos (pregabalina, amipriptilina).

4. **Factores hormonales.** ¿Tengo uno o más de los siguientes trastornos que, si se presentan en determinada combinación, pueden indicar una causa hormonal?

   • Estreñimiento • Acné • Rostro hinchado • Piel seca • Hirsutismo en el rostro y en el tronco • Bulto de grasa (lipoma) en el cuello • Ritmo cardíaco más lento del habitual • Menopausia • Cardenales espontáneos • Intolerancia al frío • Menstruaciones irregulares • Estrías moradas • Rayas marrones en el cuello o en las axilas • Trastornos de la erección • Debilidad muscular

Algunos ejemplos de cambios o enfermedades hormonales son: el hipotiroidismo, el déficit de hormonas sexuales, el síndrome de ovario poliquístico (SOP), el síndrome de Cushing (exceso de cortisol), el déficit de hormonas del crecimiento. Estos dos últimos trastornos son poco frecuentes.

5. **Anomalías del hipotálamo** (el centro de regulación del cerebro que controla, entre otras cosas, el apetito y el metabolismo). ¿Se dan, en mi caso, uno o más de los siguientes síntomas que, si se presentan combinados, podrían indicar una causa relacionada con el hipotálamo?

• Un apetito extremo • Anomalías neurológicas • Haber padecido una lesión cerebral en el pasado • Haber recibido radioterapia o haber sufrido una operación en la cabeza en el pasado.

Algunos ejemplos de causas relacionadas con el hipotálamo son: daños en el hipotálamo, un tumor en el hipotálamo. Toda esta categoría indica causas poco frecuentes.

6. **Factores genéticos.** ¿Se dan en mí uno o más de los siguientes síntomas que, si se presentan combinados, podrían indicar una causa genética (¡excepcional!)?

• Un apetito extremo • Sobrepeso ya desde una edad muy temprana • Autismo • Una diferencia llamativa de peso con otros miembros de la familia • Retraso en el desarrollo mental o motor • Ninguna pérdida de peso después de una operación de estómago • Rasgos corporales anormales (como la implantación baja de las orejas, ojos demasiado juntos o demasiado separados entre sí, pérdida de visión extrema o paladar alto).

Algunos ejemplos de trastornos genéticos raros son:

• Mutación en el ADN de un gen, por ejemplo MC4-r, POMC, leptina.
• Síndromes, como el síndrome de Prader-Willi, el síndrome de Bardet-Biedl, el síndrome de Alström, el síndrome de microdeleción 16p11.2.

¿Cómo puedes perder peso si tienes sobrepeso u obesidad?

Después de haber estudiado, si es necesario con un médico, qué factores contribuyen al sobrepeso severo, y una vez mejorados estos lo más posible, conviene iniciar un tratamiento. En caso de sobrepeso leve (IMC entre 25 y 30), se pueden seguir los consejos de hábitos de vida del inicio del presente capítulo. En caso de obesidad, generalmente hace falta ayuda profesional. Según las directrices para la obesidad en adultos de la Asociación Europea para el Estudio de la Obesidad (EASO), es preferible empezar el tratamiento contra

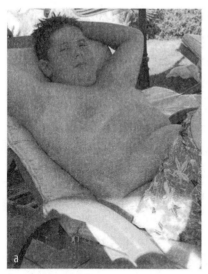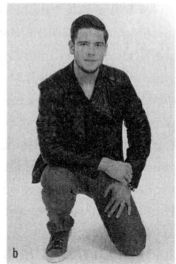

Fotografía del paciente A antes (a) y después (b) de una intervención combinada de estilo de vida en grupo, que incluyó consejos dietéticos saludables (normocalóricos) según la pirámide nutricional por parte de un dietista, entrenamiento funcional por parte de un fisioterapeuta y terapia cognitivo-conductual por parte de un psicólogo, durante un periodo de setenta y cinco semanas, y en intensidad decreciente. (Publicado con permiso del interesado.)

la obesidad mediante modificaciones en el estilo de vida. Las «intervenciones combinadas en los hábitos de vida» son eficaces. Se trata de un programa de tratamiento intensivo y de larga duración en el que se ofrece orientación y acompañamiento en el ámbito de la alimentación saludable, del ejercicio físico y del cambio de hábitos. A largo plazo, con este programa se puede llegar a perder del cinco al diez por ciento del peso corporal. En la fotografía se ve a Mark, que siguió durante un año y medio una intervención combinada en los hábitos de vida bajo la dirección de un dietista, un psicólogo y un fisioterapeuta en el Centrum Gezond Gewicht. Gracias a esta intervención intensiva en grupo, consiguió mantener hábitos nutricionales saludables (¡no una dieta!) y hacer más ejercicio, y perdió unos veintiocho kilogramos. Ahora, cinco años después, sigue sintiéndose mucho mejor. Desde 2019, determinadas formas de intervención combinada en los hábitos de vida están recogidas en el paquete básico del seguro médico obligatorio en los Países Bajos. Sin embargo, no sucede lo mismo en la mayoría de los países del resto del mundo. En caso de que este tipo de tratamiento intensivo en los hábitos de vida resulte tener unos resultados insuficientes después de un año, se puede considerar la opción de la medicación contra la obesidad o la cirugía bariátrica.

Medicamentos contra la obesidad

Desgraciadamente, no existe ninguna píldora mágica contra la obesidad (por mucho que algunos sitios de Internet aseguren lo contrario). Lo que sí existen son medicamentos contra la obesidad que, en combinación con adaptaciones de los hábitos de vida, pueden ayudar a perder entre 4,5 y 11 kilogramos más. El orlistat y la liraglutida son dos ejemplos de medicamentos aprobados contra la obesidad. El segundo se emplea desde hace tiempo, en muchos países, contra la diabetes, y actualmente se encuentra también en el mercado, a dosis más elevadas, como medicación contra la obesidad. Pero en muchos países no está incluida en la lista de medicamentos subvencionados. Se trata, en realidad, de una hermana menor de la hormona intestinal GLP-1, de la que vimos en el capítulo 5 que inhibe el apetito y ayuda a perder peso (sobre todo grasa abdominal). La liraglutida tiene una hermana prometedora, la semaglutida, que ha demostrado ser todavía más eficaz en la pérdida de peso. Otro medicamento aprobado internacionalmente es un comprimido combinado que contiene naltrexona y bupropión. Estas sustancias están activas en la región del cerebro que regula el apetito y el balance energético. Juntas, reducen el apetito y la ingesta de alimentos, con lo que se aumenta el consumo energético. También disminuyen el placer que sentimos al comer. En los Estados Unidos, China y otros países, existen otros medicamentos que no han sido aprobados todavía en Europa, como la Lorcaserin y la fentermina-topiramato. Es interesante constatar que el efecto de todos estos fármacos es muy diverso: algunas personas no pierden absolutamente nada de peso adicional, pero otras sí adelgazan mucho más. Por ahora no se sabe por qué en algunas personas funcionan y en otras no; se sigue investigando ampliamente sobre esta cuestión. Actualmente, con todos los medicamentos contra la obesidad aquí citados, se controla a los tres meses si la persona ya ha perdido el cinco por ciento de su peso corporal, como mínimo; si no es así, no tiene sentido seguir con esa medicación específica.

¿Será posible, algún día, vacunar a nuestros hijos contra la obesidad, al igual que nos vacunamos ya contra todo tipos de enfermedades infecciosas? Se trata tal vez de una idea futurista, pero no del todo inalcanzable. Ya vimos, en el capítulo 9, que determinados virus podrían ser factores ocultos de la obesidad, y ya se están desarrollando vacunas contra virus que se relacionan con la obesidad. Además, se ha demostrado que los animales de laboratorio (ratas, en esta ocasión) vacunados contra la hormona del hambre ghrelina tienen menos tendencia a engordar, producen menos masa adiposa y conservan la masa muscular. Esto se llama una manera innovadora de pensar en la prevención de la obesidad.

La operación de estómago: ¿una solución duradera para el sobrepeso?

Volvamos a la historia de Patty. En su lucha contra los kilos tuvo que enfrentarse a muchos obstáculos durante muchos años. Finalmente, optó por una solución rigurosa: una operación de estómago. Se trata de una medida drástica para acabar con el sobrepeso severo, pero, en combinación con unos hábitos de vida adaptados y con apoyo psicológico, es realmente el tratamiento más eficaz de la obesidad. Las cifras no mienten. De media, los pacientes pierden cuarenta y cinco kilogramos de peso en los dos primeros años tras la operación. De ellos, treinta y cinco siguen sin volver a aparecer doce años más tarde. Así que es eficaz también a largo plazo. Además, desaparecen algunas de las complicaciones de la obesidad, lo que no debe resultar sorprendente teniendo en cuenta la cantidad de grasa que se pierde. Los pacientes se curan de su diabetes (o no la contraen), tienen menos posibilidades de padecer enfermedades cardiovasculares y cáncer, y viven más.

La eficacia de una operación de estómago depende del tipo de que se trate (*véase* figura 8). La operación a la que se sometió Patty se llama «baipás gástrico» y es la más drástica, pero también una de las operaciones con las que los pacientes pierden más peso. Consiste en escindir un trozo de estómago del tamaño de un huevo y conectarlo directamente con el intestino delgado. El paciente conserva así un estómago diminuto. Todo lo que comemos pasa primero por el estómago y luego directamente al intestino delgado. En la operación se salta también el primer tramo del intestino delgado, de donde el término «baipás». Además, existe también la operación de reducción de estómago, en la que se corta una parte del estómago, y se deja uno más pequeño. La unión con el intestino delgado no varía. Finalmente, en personas con un sobrepeso extremo también se puede colocar una banda gástrica, que reduce físicamente la entrada al estómago. Este es el tipo de operación menos drástico, pero no es tan eficaz como los demás tipos de cirugía y, por tanto, se practica menos en todo el mundo.

Además, cada una de estas operaciones tiene sus variantes. Después de todas ellas, los pacientes solo pueden comer porciones pequeñas de alimentos cada vez. Para alguien que disfruta mucho con la comida, esto implica, naturalmente, un enorme y rotundo cambio en sus hábitos de vida.

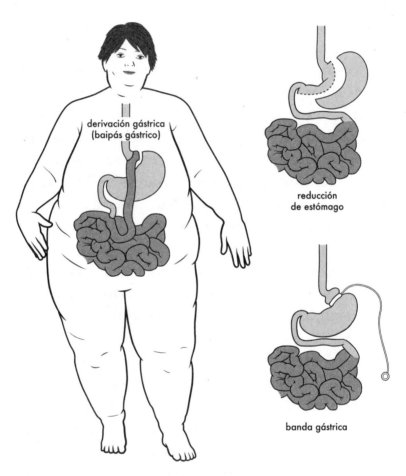

derivación gástrica
(baipás gástrico)

reducción
de estómago

banda gástrica

Figura 8. Tipos de operación de estómago.

El baipás gástrico estimula las hormonas del intestino

¿Cómo produce la operación de estómago una pérdida tan grande de peso y tantos efectos beneficiosos? Se ha investigado mucho sobre esta cuestión, sobre todo en el caso del baipás gástrico. La explicación más obvia es, simplemente, la menor cantidad de comida que pueden ingerir los pacientes después de la operación. Y, comer menos, y más todavía si se hace en combinación con más ejercicio físico, produce un balance energético negativo. El tejido adiposo libera grasas, que son quemadas por otras células corporales. La consecuencia es que la grasa se derrite delante de tus narices. Además, parte de la inflamación de la grasa desaparece (ya sabes, esos «comecocos» que enferman nuestra grasa), por lo que se reduce la probabilidad de sufrir arteriosclerosis y resistencia a la insulina. Más de la mitad de las personas que tenían diabetes tipo 2 en el momento de someterse a una operación de baipás gástrico se había curado dos años después.

Pero resulta todavía más interesante, porque algunas personas se curan de la diabetes en tan solo unos días tras la operación. Lo que es muy llamativo, porque la pérdida de peso no se produce hasta más tarde. Se puede concluir, por tanto, que parte de los efectos beneficiosos en el metabolismo de los carbohidratos es independiente de la pérdida de peso. Y, efectivamente, como debido al baipás gástrico la comida pasa, todavía poco procesada, directamente a un tramo más avanzado del intestino delgado (puesto que el primer tramo ha sido puenteado), se producen muchas diferencias.

Una de ellas tiene que ver con las hormonas intestinales. De uno u otro modo, después de un baipás gástrico se producen más hormonas intestinales GLP-1 y PYY, con todos los efectos beneficiosos que esto conlleva. Los pacientes se curan de la diabetes tan rápidamente por los efectos positivos de la hormona GLP-1 en el metabolismo de los carbohidratos (se produce una mayor secreción de insulina por el páncreas y los órganos se vuelven más sensibles a los efectos de la insulina). Pero, además, estas hormonas intestinales hacen que las personas sientan antes la sensación de saciedad.

Un baipás gástrico es una operación quirúrgica importante y drástica. ¿Hay alguna manera más sencilla de estimular nuestras hormonas intestinales? Desgraciadamente, la banda gástrica, la alternativa para reducir físicamente el estómago, no produce ese aumento de las hormonas intestinales beneficiosas GLP-1 y PYY, y los pacientes siguen teniendo mucha hambre. Y eso, a pesar de que pueden comer menos porque su estómago es más pequeño. Así que sigues con el mismo apetito, pero eres incapaz de comer tanto. Una combinación desoladora. De hecho, los estudios demuestran que la banda gástrica es menos efectiva que los otros tipos de operación de estómago para adelgazar. Por eso cada vez se practica menos.

Otro método más reciente para luchar contra la obesidad consiste en «chamuscar» la mucosa intestinal. No se empleó en seres humanos hasta 2016, aunque ya desde finales del siglo xx el médico e investigador brasileño Manoel P. Galvao Neto avanzaba en la investigación de todo tipo de técnicas aplicadas en el tubo digestivo para ayudar a adelgazar a las personas con obesidad. Descubrió que eliminar, quemándola, la mucosa gástrica en el tramo de intestino próximo al estómago, el duodeno, imita en parte el efecto de una operación de estómago. En los pacientes que sufrían tanto de obesidad como de diabetes, el nivel de glucosa en sangre descendió significativamente en un par de días, y perdieron varios kilos en el periodo siguiente. La idea subyacente es la siguiente: existen indicios de que la mucosa intestinal de las personas con diabetes está anormalmente engrosada, lo que altera el metabolismo de los carbohidratos en el cuerpo. Las técnicas que evitan que la mucosa del duodeno tenga contacto con las sustancias nutritivas que penetran en él consiguen una mejor regulación de la glucosa. Al quemar la superficie de esa fina mucosa intestinal, se modifica el contacto entre la pared intestinal y los nutrientes, lo que tiene, probablemente, efectos positivos en el metabolismo, tal vez por medio de las hormonas intestinales. Por ahora, se desconocen todavía el mecanismo exacto y los efectos a largo plazo de esta técnica, que exige, por tanto, más estudios.

Actualmente se investiga también de qué otras maneras afecta positivamente el baipás gástrico a nuestro metabolismo. Una de ellas podría ser que modifica la composición de la bilis. La bilis es producida por el hígado y se compone, entre otros, de agua y ácidos biliares. Estos son los responsables de que el duodeno pueda digerir mejor las grasas. Al final del intestino, los ácidos biliares vuelven a ser absorbidos y van a parar a la sangre. Sorprendentemente, después de una operación de estómago aumenta la cantidad de ácidos biliares en sangre. ¡Y esto parece ser muy positivo! En los últimos años se ha descubierto que los ácidos biliares hacen mucho más que digerir las grasas en el intestino. Se pueden unir a «receptores de ácido biliar» en muchos órganos, e influir allí en el metabolismo de las células. Y ahora es cuando se pone más interesante todavía. Resulta que estos receptores de ácido biliar se encuentran también en la grasa parda. Cuando se administró, a mujeres jóvenes sanas, durante dos días, más ácidos biliares en forma de comprimidos, su grasa parda se activó más y su metabolismo se aceleró. Es posible que también en las personas que se han sometido a una operación de baipás gástrico aumente la cantidad de ácidos biliares en sangre, lo que acelera el metabolismo.

Además, el baipás gástrico ocasiona una modificación en la composición del microbioma (los pequeños habitantes de nuestro intestino). El trasplante del microbioma, mediante trasplante de heces, de ratones o personas que habían sufrido una operación de baipás a ratones de control produjo una pérdida de peso, una pérdida de masa adiposa y efectos beneficiosos en el metabolismo de estos ratones de control. Esto parece indicar que, después de un baipás gástrico, se producen cambios positivos en el microbioma. Todavía queda por ver en qué medida estos resultados se producirían en las personas.

El trayecto hacia una operación de estómago

Aunque una operación de estómago tiene muchos efectos beneficiosos para el metabolismo y permite perder mucho peso, no debe subestimarse su impacto, como experimentó Patty Brard en vivo. El trayecto hacia una operación de estómago suele ser largo e intenso, y no es siempre un camino de rosas. El hecho de, súbitamente, no poder comer más que pequeñas porciones de comida cada vez suele ser muy duro para los pacientes. Tanto, que puede llegar a representar una gran carga psíquica y que los pacientes se arrepientan de haber iniciado todo el trayecto. Además, los problemas subyacentes al hecho de comer demasiado, como, por ejemplo, las causas psíquicas, no se resuelven siempre con una operación de estómago. Por eso, antes de la operación, se somete al paciente a un amplio examen psicológico y se le ofrece ayuda psíquica para que saque lo mejor de la operación, tanto en el plano físico como en el psíquico. Lo que implica, generalmente, una evaluación previa de todos los hábitos de vida.

A corto plazo los riesgos de una operación de estómago son, como en cualquier operación en el abdomen, los riesgos propios de una intervención quirúrgica (infecciones o hemorragias). A largo plazo, los pacientes pueden sufrir un déficit de vitaminas y minerales (por la «falta» de un trozo de intestino), cálculos biliares («piedras en la vesícula»), el estrechamiento o el cierre del intestino o del tránsito gastrointestinal y un exceso de piel por la rápida pérdida de peso. Y también aparece a menudo el problema del síndrome de *dumping*, como sigue comprobando Patty. Este es un efecto exclusivo de la operación de baipás gástrico. Si se bebe o se come demasiado y demasiado rápido, al cabo de media hora se puede sufrir de unas intensas náuseas, dolor de tripa o diarrea. Esto ocurre porque el alimento llega, de repente, en cantidades demasiado grandes, al intestino delgado y, al estar tan concentrado, retrae mucho líquido (¡litros!) de la circulación sanguínea hacia el intestino. Esto es lo que se conoce como «síndrome de *dumping* temprano». Además, existe el fenómeno del llamado «síndrome del *dumping* tardío». Una hora y media o dos horas después de comer se pueden sufrir mareos, una gran sudoración e incluso llegar a desmayarse, porque se sigue produciendo insulina a pesar de que la glucosa de la sangre ya ha desaparecido del flujo sanguíneo. La sensación es la misma que la de una hipoglucemia en un paciente de diabetes medicado.

Para terminar, si observamos todos los tratamientos para la obesidad citados, ya se trate de una operación, de una intervención combinada en los hábitos de vida, o de medicación, podemos concluir que todavía falta mucha más investigación para que lleguemos a comprender qué personas se beneficiarán de un tratamiento y cuáles no. Esto es necesario para conseguir, finalmente, un tratamiento de la obesidad a medida de cada paciente, puesto que sus causas varían de persona a persona. De manera general, existen varios factores que contribuyen al aumento de peso y, de todos modos, hay personas que tienen una tendencia innata a engordar. Por eso tenemos que empezar siempre por estudiar todas las causas subyacentes y todos los factores coadyuvantes, mejorarlos en la medida de lo posible, y solo después iniciar una intervención para la pérdida de peso. El camino hacia un peso saludable suele ser muy largo y duro, pero puede tener efectos que cambian la vida del paciente (como hemos visto en el caso de Patty) y, a veces, incluso la salvan.

11.
Fat shaming y las consecuencias mentales de la obesidad

Diario de una «gorda»: la historia de Asha

Asha es periodista y creció en el oeste de la provincia de Groninga, en los Países Bajos. No tiene ni hermanos ni hermanas. Sus padres son ambos enfermeros de psiquiatría. Tanto su madre como su padre tienen sobrepeso. Asha es rolliza desde que nació y se pasó la infancia luchando con su peso.

«Cuando yo tenía diez años, mi padre se puso a dieta de batidos Modifast. Toda la familia la hicimos con él. Después de unos dieciocho meses, volvimos a comer "normal", cuidando mucho de seguir hábitos alimentarios saludables. Yo hacía mucho deporte: natación, gimnasia, patinaje y mucha bicicleta. Siempre tenía hambre.»

Su madre solo le daba a Asha, para su almuerzo en el colegio, dos sándwiches y una manzana, a pesar de que estaba en pleno crecimiento, por lo que el hambre no desaparecía nunca. Por fortuna, en la escuela había un chico muy majo que llevaba comida de más y que estaba dispuesto a compartirla con ella.

A los once años, Asha vivió su primera experiencia desagradable por ser demasiado gorda. Se enamoró de un chico de su clase, que se enteró por un tercero en el patio del colegio. Un amigo de él reaccionó en el acto:

«¡Puaj! ¿Asha enamorada de ti? ¿Esa gorda? ¡Qué asco!»

Asha, que en los recreos hacía gimnasia en los aparatos, estaba en ese momento colgada boca abajo de la barra fija, cerca de los chicos, y oyó toda la conversación. No pareció molestar a los chicos, al revés. Parecía que querían herirla deliberadamente.

«En ese mismo instante aprendí que mi cuerpo podía producir repugnancia, incluso en alguien de quien tú estás enamorada. Y que, por tanto, como gorda, a veces hay cosas que es mejor que no digas. Que, aparentemente, tenía que esperar a que alguien se fijara en mí, y no hacerme ilusiones con respecto del amor. En mi diario, escribí: "Nadie me querrá nunca. Soy un cerdo. ¿Por qué soy así? Doy náuseas".»

Pero Asha es también inteligente y divertida. Muchas personas la aprecian por ser como es y vive la vida con naturalidad. A pesar de lo cual, en su época de la escuela primaria hubo muchos momentos en los que habría cambiado su inteligencia y su sentido del humor —y muchas otras cosas— por una cintura delgada. En aquella época no existía todavía ningún movimiento social como el de «*body positivity*», que aboga por la aceptación y el respeto de las personas de todo tipo y talla. Y mucho menos en las zonas rurales de Groninga. La única persona gorda que recuerda Asha de su infancia es Roseanne Barr, de la televisión, y ella misma era el blanco de las burlas (también de las suyas propias).

«Nunca nadie me dijo que también puedes ser guapa, aunque seas un poco más gorda.»

Cuando Asha tenía catorce años, sus padres se divorciaron. Empezó entonces para ella un periodo de estrés, en el que apenas si comía. Fue el único momento de su vida en el que tuvo un peso casi normal. Casi. Porque, a pesar de lo poco que comía, seguía teniendo sobrepeso. En los años siguientes, cuando volvió a comer normalmente, engordó con rapidez. Y no es que comiera muchos dulces —«no me gustan nada, y tenía mucho cuidado de comer de manera saludable, como había aprendido en casa»—, pero de cada comida se servía una porción muy grande.

A lo largo de su vida de adulta, Asha ha visto que la gente mira de otro modo a las personas con obesidad, como ella, y que hay incluso discriminación contra ellas. Así, una mañana, tras una solicitud de mejora de empleo interno en su lugar de trabajo, le comunicaron que no había ninguna plaza fija disponible. Esa misma tarde, un hombre delgado solicitó un puesto de trabajo, y le dieron enseguida un puesto definitivo. ¿Porque se trataba de un hombre? ¿O porque no tenía sobrepeso, como ella? Otras situaciones fueron más elocuentes.

«Por ejemplo, aquella vez, un bonito día de primavera, en que estaba sentada sobre un murete, comiendo un helado con mi hija, cuando una mujer se dirigió hacia mí y me preguntó que cómo se le ocurría, a alguien con un tipo como el mío, tragarse una bomba de azúcar como esa, que me iba a dar diabetes. Mi hija, que estaba a mi lado, estaba completamente trastornada.»

También en el transporte público ha tenido que verlas de todos los colores.

«Un día viajé en tren de vuelta a casa. No quedaban asientos libres, pero en uno había solo una mochila. Le pregunté educadamente a su dueño si me podía sentar. "No, no quiero ir sentado al lado de una sebosa como tú", me contestó. Tal cual. Y me lo tuve que tragar.»

Las experiencias de Asha, por desgracia, no son únicas. Todos los días, en la consulta, escuchamos las historias más conmovedoras de todo lo que tienen que aguantar las personas con obesidad en cuanto a prejuicios y alusiones personales desagradables. Asha, que entretanto estudió Psicología y es periodista científica, ha escrito, junto con el biólogo y periodista científico Ronald Veldhuizen, un libro titulado *Eet mij*[11] sobre la psicología que se esconde tras el comer y el sobrepeso. La madre de Annie (la chica con la forma genética de obesidad del capítulo 4) se acuerda también de reacciones desagradables que tenían algunos extraños en relación con su hija.

«Un día estábamos en la cola de un restaurante de comida rápida, lo cual era una verdadera aventura, porque normalmente no lo hacemos nunca, y yo sentía las miradas frías como el hielo de las personas que nos rodeaban. Me tocó en el alma. Pero me quedé en la cola y pedí una ensalada para Annie. Para mi sorpresa, un rato después se acercó una señora mayor para disculparse. En la cola había hecho un comentario supuestamente educativo para afearnos la conducta por traer a una hija así de gorda a un restaurante de comida rápida. Cuando vio que solo le dimos una ensalada a Annie, tuvo remordimientos y quiso retirar lo dicho. Me pareció una muestra de carácter. Pero, en fin...»

La discriminación basada en la obesidad es la última forma de discriminación social aceptada

Todo el mundo lo sabe: no tenemos que discriminar a nadie por su procedencia, color de piel, orientación sexual, edad,

---

11. «Cómeme». No existe versión en castellano del libro. (*N. de la T.*)

sexo, religión o discapacidad física o mental. Sin embargo, la discriminación contra las personas con obesidad *sí* parece estar socialmente aceptada. En los últimos años se han producido intensos debates sobre asuntos como el uso del velo islámico y las políticas migratorias, y en todos estos temas se presta mucha atención a la cuestión de si se puede tratar de discriminación. Esto revela que hay una conciencia creciente de que la discriminación sigue existiendo y de que hay que hacer algo al respecto. En el caso de la obesidad, esa discriminación es mucho más inconsciente e implícita.

En 2001 dos investigadores estadounidenses de psicología clínica, Rebecca Puhl y Kelly Brownell, publicaron por primera vez una visión de conjunto de muchos años de investigación en la que se describen los prejuicios y la estigmatización con respecto a las personas con sobrepeso y obesidad. Estas renombradas catedráticas mostraban que el estigma de la obesidad aparece en todos los ámbitos de la vida: en el trabajo, en la vida pública e incluso en la sanidad, lo que deja claro lo profundo que ha calado en la sociedad el tratamiento injusto de las personas con obesidad, y lo vulnerables que son estas personas. Un gran número de estudios científicos revelan que las personas más gordas disponen de menos recursos. Se sabe que la obesidad se da más, en el mundo occidental, entre las personas con menos medios. Las explicaciones para este fenómeno son múltiples: la comida insalubre es más barata, y por eso las personas con bajos ingresos la compran más. O la clase socioeconómica de la que proviene una persona determina en gran medida lo que dicha persona come y si se mueve mucho o poco. Además, las personas que se encuentran en una situación económica difícil y tienen deudas experimentan un estrés crónico. Y, como hemos visto, esto puede contribuir, por un elevado nivel de cortisol en el cuerpo, al sobrepeso. Pero también hay indicios de que la obesidad, a su vez, puede contribuir a tener bajos ingresos. Así, las personas con obesidad tienen menos posibilidades de conseguir un empleo en las entrevistas de trabajo, como sospechó Asha cuando solicitó un puesto fijo.

Stuart Flint y sus colegas de la Facultad de Salud y Bienestar de la Universidad Sheffield Hallam investigaron la contratación de personas con obesidad en un grupo de ciento ochenta hombres y mujeres, de los cuales una parte había hecho constar su peso en el currículo, y la otra, no. Flint y su equipo vieron pronto claramente que, cuando no se había indicado el peso, los candidatos eran considerados aptos para el trabajo con más frecuencia que cuando se sabía que el candidato tenía obesidad. Esto era válido tanto para los hombres como para las mujeres. Los investigadores observaron también que, sorprendentemente, las personas con obesidad eran consideradas no aptas para cualquier forma de trabajo físico, incluso para un trabajo físico ligero, un trabajo de pie o incluso un trabajo sentado.

Probablemente no se trata solamente del prejuicio de que alguien con obesidad tiene menor capacidad física. Otras investigaciones revelan que existen multitud de estereotipos sobre estas personas, por ejemplo, que son vagas y descuidadas. Lo interesante del estudio de Flint es, para finalizar, que constató también que el sexo es codeterminante en la valoración de la idoneidad para un trabajo, y que son siempre las mujeres las que se llevan la peor parte. Cuando se trata de una vacante para un puesto directivo, la probabilidad de una persona con obesidad de ser elegida es todavía más baja, y la obesidad se asocia socialmente, en principio, con personas «de menor éxito».

El estigma de la obesidad en la sanidad

Cuando empiezas tu formación como médico especialista, empiezas a oír algunas cosas que preferirías no oír. Veamos algunas de ellas, ante las que habría que taparse los oídos: cuando nosotras empezamos como médica e investigadora en el hospital, escuchamos por primera vez la abreviatura DDD, que algunos de nuestros colegas utilizaban a diestro y siniestro. Resultó ser una abreviatura habitual de *Dikke Domme Diabeet*.[12] Si sabes que tu médico piensa esto de ti, no estarás muy a gusto durante la consulta.

La abreviatura DDD deja claro que, también en la sanidad, existe la idea de que la obesidad es solo culpa del paciente, porque come demasiado o porque se mueve demasiado poco. No se tiene en cuenta, o muy poco, la predisposición genética, el consumo de medicamentos, el estrés, la falta de

---

12. En castellano: diabético, gordo y estúpido. (*N. de la T.*)

sueño o todos los demás factores que contribuyen al aumento de peso (o a mantener el sobrepeso) que pueden estar interviniendo.[13]

Algunos médicos ni siquiera facilitan que se hable del tema de la obesidad en la consulta. Por una parte, a veces resulta difícil o doloroso abordar la obesidad y, por otra parte, no suele haber una solución directamente aplicable, por lo que resulta más fácil prescribir medicación para la diabetes, el dolor de rodilla o la depresión, en vez de discutir con el paciente las causas subyacentes. Y, cuando se toca el tema, los médicos suelen dar simplemente el consejo de seguir una dieta baja en calorías (y ya sabemos que este enfoque unilateral no es eficaz) para, acto seguido, prescribir medicamentos que pueden tener el efecto de aumentar el peso del paciente —como determinadas sustancias contra la diabetes o medicamentos contra la hipertensión arterial, el dolor o la depresión—, en vez de estudiar si no sería posible ir eliminando poco a poco dichos medicamentos para facilitar el trabajo del tracto gastrointestinal. Por ejemplo, si alguien consume cien unidades de insulina para la diabetes, es prácticamente imposible que pierda peso solo con una

---

13. E incluso así... que alguien esté obeso únicamente por comer demasiado no es razón alguna para prejuzgarlo ni para negarle la atención médica. ¿No se le ofrece quimioterapia a alguien que padece cáncer de pulmón por fumar? ¿Y no se presta una buena atención médica a un futbolista profesional que se lesiona la rodilla, a pesar de que podía haber sabido que corría riesgos con su deporte? ¿Culpa tuya? ¿Cuál es, de hecho, la «culpa» de alguien tratándose de una enfermedad?

intervención en sus hábitos de vida, porque la insulina retiene la grasa. Así que, si alguien quiere ponerse manos a la obra para mejorar sus hábitos de vida, es aconsejable que el médico intente disminuir de manera inteligente la insulina. Para eso solo hace falta que el médico lo medite detenidamente. Y esto es lo que todavía sucede demasiado poco a menudo.

Uno de los problemas en la sanidad es que las personas con obesidad tampoco reconocen bien su enfermedad. Se han hecho estudios que revelan que también entre los médicos y otros prestadores de servicios sanitarios existen prejuicios inconscientes y que, por ello, la atención prestada a las personas con obesidad es, de media, menos buena que la atención prestada a las personas con un peso normal.

Asha lo expresa así:

«Hace cuatro años, empecé a notar unas molestias difusas: cansancio, dolor en músculos y articulaciones, y sequedad de ojos. Mi médico de familia supuso inmediatamente que esas molestias eran consecuencia de la obesidad y me aconsejó que cambiara de colchón. Atribuyó la sequedad de ojos a la fiebre del heno, a pesar de que era octubre y la estación de la fiebre del heno había terminado hacía tiempo. Por las molestias en el abdomen me remitieron al especialista de digestivo, que me dijo que volviese cuando tuviese un peso saludable, porque entonces podría determinar si las molestias se debían a mi peso o a algún otro motivo. Por supuesto, yo sabía que mi sobrepeso podía explicar muchas de mis molestias —todo el mundo sabe que la obesidad puede provocar dolencias en las articulaciones y cansancio—, pero también me dolía la muñeca, y me parecía que eso no podía tener nada que ver con mi abultado abdomen.»

A Asha se le aconsejó que llevase una vida más saludable, a pesar de que llevaba años haciéndolo. Es más, se cuidaba mucho más que muchas otras personas de su entorno. Caminaba una hora al día, iba a todas partes en bicicleta, hacía todas las mañanas ejercicios para fortalecer los músculos, se levantaba cada media hora de la silla mientras trabajaba y mantenía unos hábitos alimentarios saludables. ¿Aun así tenía que perder peso? Pasó por diferentes médicos: un cardiólogo (por un dolor en el pecho), de vuelta al médico de familia (por síntomas recurrentes de gripe), un médico internista-inmunólogo (por la enfermedad autoinmune que se da en su familia), pero una y otra vez se achacaba su cansancio y sus molestias en las articulaciones a la obesidad.

«Sentía que no me tomaban en serio. Entretanto, mis molestias influían enormemente en mi vida diaria. Pero no quería volver a todos esos médicos. Hasta que todo se torció. Una tarde, empecé a orinar sangre. ¡Todo era rojo! Mi médico de familia me mandó inmediatamente al internista, quien constató que tenía una afección renal. ¡Era la enfermedad autoinmune! El internista dijo entonces, sorprendido: "¡Así que estás realmente enferma!", como si todo ese tiempo yo hubiera estado inventándome los síntomas.»

La obesidad y la depresión: causas biológicas compartidas

Asha es una persona con mucho aguante, y su madre le enseñó desde joven que no debía avergonzarse de su cuerpo.

Además, y a pesar de su obesidad temprana y otros contratiempos durante la pubertad, como el divorcio de sus padres, resulta no tener predisposición para una verdadera depresión. Aunque sí ha pasado muchos años de su vida con mucha tristeza. Sin embargo, en muchas personas la obesidad y la depresión van de la mano. Parece lógico, puesto que muchas personas obesas se enfrentan todos los días a los prejuicios y a la vergüenza que les produce su cuerpo. Y, de hecho, muchas personas sufren ataques de ansiedad, ataques de apetito incontrolado y un bajo nivel de autoestima por el estigma de la obesidad. Y, precisamente por esa vergüenza, muchas evitan la actividad física: ¡esa ropa deportiva que resalta sin ningún pudor todas las redondeces y esos bultos de grasa que se bambolean al intentar ponerse a correr! Y si alguien, por fin, se atreve a probar, el deporte no solo se acompaña de dolor de rodillas, sino de las miradas o los comentarios reprobadores de otras personas. Es fácil imaginar que esta persona diga rápidamente:

«¡Hasta aquí hemos llegado! (literal y figuradamente).»

Estas son las experiencias, nada divertidas, que escucha cada día en su consulta un médico que trata a pacientes obesos. Además, la calidad de vida de estos pacientes está muy restringida por limitaciones funcionales:

«Tengo la panza de por medio, y por eso no soy capaz de atarme los cordones.»

O:

«No puedo correr detrás de mi niña cuando quiere jugar conmigo, ni siquiera cuando —y esto es lo peor— se acerca peligrosamente a un canal, mientras que todavía no sabe nadar.»

Estos inconvenientes diarios podrían explicar fácilmente los sentimientos negativos que experimentan, pero aquí no termina la historia. En estos últimos años hemos aprendido mucho de la relación biológica entre la obesidad y la depresión, y puede que, en el futuro, pueda prestarse una atención más eficaz a las personas con obesidad para que se sientan mejor.

La relación entre la obesidad y la depresión es bidireccional: cuatro grandes meta-análisis (estudios en los que se observan conjuntamente los resultados de investigaciones anteriores para poder llegar a una conclusión más precisa sobre determinado fenómeno) reflejan la relación recíproca entre estas afecciones. La obesidad resulta ser, con el transcurso del tiempo, predictora del desarrollo de una depresión, y viceversa: la depresión aumenta el riesgo de desarrollar obesidad. Esto es válido no solo para los adultos, sino también para los niños y los adolescentes. Esta conexión entre la obesidad y la depresión no se produce únicamente en el mundo occidental, sino que se ha constatado también en otras partes del mundo. Parecería lógico pensar que este vínculo se explica por determinados factores que favorecen la aparición tanto de una depresión como de la obesidad, como hábitos de vida insalubres, determinados orígenes, una edad avanzada, la soledad o el uso de antidepresivos con efectos secundarios que provocan el aumento de peso. Pero resulta que no es así.

Lo fascinante es que hay muchos indicios científicos de que la obesidad y la depresión están relacionadas entre sí en una especie de círculo vicioso de adaptaciones negativas de nuestro cuerpo. La obesidad y la depresión comparten causas biológicas: por ejemplo, determinados genes producen ambas afecciones y todo tipo de mecanismos hormonales, metabólicos e inflamatorios que tienen como consecuencia que una persona engorde y se vuelva depresiva.

Esta relación no es de uno a uno, porque, al igual que existen diversas formas de obesidad, existen diversas formas de depresión, a saber, la «depresión melancólica» y la «depresión atípica». Una depresión melancólica se caracteriza, entre otras cosas, por la incapacidad de sentir alegría, sentimientos de futilidad, un estado de ánimo plano, trastornos psicomotores, insomnio, trastornos cognitivos, pérdida de apetito y pérdida de peso. La depresión atípica, por el contrario, se caracteriza, entre otras cosas, por cansancio, una somnolencia exagerada, y más apetito y aumento de peso. Ese mayor apetito es lo que, en esta forma de depresión, puede producir la obesidad, y también las modificaciones biológicas asociadas a la obesidad, como valores inflamatorios elevados y cambios hormonales como el aumento de la hormona de la grasa leptina. En un cuarenta a cincuenta por ciento de las personas con depresión disminuye el apetito o el peso, y en un subgrupo del quince al veinticinco por ciento se produce un aumento del apetito o del peso durante la depresión.

Cuando oyes las historias de Asha, Annie, Mischa, Patty, Joost y muchos otros, hay motivos suficientes para volverse melancólico. Pero ¿cómo están unidas entre sí la obesidad y la depresión, además de por el decaimiento del estado de ánimo que le embarga a uno por todas las consecuencias desagradables, físicas y psíquicas, de estar demasiado gordo? Se sabe que tanto la obesidad como la depresión tienen una base genética. Resulta llamativo que una gran parte de los genes que están relacionados con la obesidad influyen, sobre todo, en las áreas cerebrales que regulan nuestro apetito y la gestión energética (el hipotálamo y la hipófisis) y en las áreas que determinan, en gran medida, nuestras emociones y estado de ánimo (el sistema límbico). Parece que determinadas áreas cerebrales, que se solapan en gran medida con áreas cerebrales que regulan el humor, determinan nuestro peso y nuestra gestión energética. Así que, si tienes mala suerte, puedes nacer con genes que te dan una mayor posibilidad de desarrollar tanto obesidad como depresión.

Un segundo vínculo biológico entre la obesidad y la depresión lo encontramos en nuestro sistema de estrés: el eje hipotálamo-hipófisis-glándula suprarrenal, que genera, como producto final, la hormona del estrés cortisol. En el capítulo 8 describimos las consecuencias físicas de un aumento continuado del cortisol. Ante una exposición extrema al cortisol, como en el poco frecuente síndrome de Cushing, del cincuenta al ochenta por ciento de los pacientes sufre una depresión grave, que suele desaparecer rápidamente una vez que se elimina la fuente que genera esa superproducción de cortisol. En una gran parte de las personas que no padecen esta enfermedad rara, pero que tienen obesidad relacionada, por ejemplo, con sus hábitos de vida, el cortisol también está alto. Esto quiere decir que hay algo más. Se puede pensar que el cortisol elevado contribuye también en estas personas a sufrir trastornos depresivos, porque se sabe que un exceso de esta hormona del estrés puede dañar áreas cerebrales como nuestro centro de las sensaciones. Aquí también puede el cortisol contribuir a un círculo vicioso, porque un cortisol alto puede ocasionar antojos de comida por todo tipo de enzimas, hormonas y sustancias inflamatorias que se producen en la grasa abdominal. Ya ves: un exceso tanto de grasa abdominal como de cortisol puede contribuir a un estado de humor melancólico. Por desgracia, no se puede resolver el problema solo reduciendo drásticamente el cortisol, como en las personas con el síndrome de Cushing. El cortisol es una hormona crucial que no nos puede faltar. Es más, sin cortisol nos morimos, porque sin él se alteran gravemente muchos procesos metabólicos.

No debemos pasar demasiado rápido sobre las sustancias inflamatorias, porque constituyen un tercer vínculo entre la obesidad y la depresión. Como hemos visto, las células adiposas pueden terminar produciendo sustancias inflamatorias. Y sabemos también que la obesidad es, para el cuerpo, un estado de inflamación «de baja graduación». Causada no por una infección bacteriana como, por ejemplo, una pulmonía, sino por la producción de sustancias inflamatorias por, principalmente, la grasa abdominal. Pero, entonces, ¿por qué te sientes tan miserable? Las sustancias inflamatorias alcanzan, mediante todo tipo de sistemas ingeniosos (a través de sustancias mensajeras de la sangre, a través de los troncos nerviosos y de señales que se transmiten las células entre sí) hasta el cerebro. Con todas sus consecuencias. Con ayuda de investigaciones en animales se ha llegado a probar que, en caso de obesidad, determinadas áreas cerebrales también muestran una especie de reacción inflamatoria y, entre esas áreas cerebrales, se encuentran las que influyen en nuestra memoria y en nuestro estado de ánimo. Se podría afirmar, por tanto, que las células adiposas del abdomen producen una forma ligera de infección en el cerebro, justo en las áreas que nos pueden ocasionar un estado de ánimo depresivo.

Podrías estar inclinado a pensar: pues toma una aspirina para frenar la inflamación y tu depresión desaparecerá como la nieve bajo el sol. Y, efectivamente, se han hecho varias investigaciones científicas de las que resulta que los medicamentos antiinflamatorios pueden reducir los trastornos depresivos. Los resultados de estos estudios son ciertamente prometedores, pero varían mucho de persona a persona y, en estos momentos, no se sabe todavía para quién es eficaz este tratamiento y para quién no. Esperemos que, en el futuro, los antiinflamatorios se revelen eficaces para ese grupo de personas que se enfrentan tanto a la obesidad como a la depresión.

En los capítulos 4 y 5 describimos cómo la leptina y otras hormonas controlan nuestra gestión energética y nuestro apetito, con ayuda de la comunicación existente, entre otros, entre nuestra masa adiposa y el cerebro. La inflamación que observamos en la obesidad causa una alteración en esa señal de la leptina, y es justamente la leptina imprescindible para calibrar nuestra reserva de grasa y para inhibir nuestra sensación de hambre. Y por aquí también asoman las sustancias inflamatorias que producen las personas con obesidad. Como, por ejemplo, la proteína C reactiva (CRP), que puede alterar o inhibir la unión de la leptina a su receptor, con lo que la señal de saciedad no se transmite bien a la torre de control central de nuestro centro de sensación de saciedad y gestión energética: el hipotálamo. Esto provoca que seguimos con ganas de comer y quemamos menos energía. Resulta interesante, además, que la hormona de la grasa leptina también parece influir en el estado de ánimo. En estudios con animales, la leptina ha revelado tener un efecto antidepresivo. Una hipótesis que ronda actualmente a los científicos, pero que necesita de más investigación, es que la resistencia a la leptina podría representar un mayor riesgo de desarrollar una depresión.

Otro factor que constituye un nexo entre la obesidad y la depresión es una hormona bien conocida: la insulina. Esta hormona, que regula en parte nuestro metabolismo de los carbohidratos y las grasas, suele verse alterada en las personas con obesidad. Así, el receptor de la insulina se vuelve insensible (resistencia a la insulina), lo que puede producir diabetes (en la que, como hemos visto, los niveles de glucosa en sangre son demasiado altos), y afecta también al corazón, los vasos sanguíneos y todo tipo de órganos (véase también el capítulo 4). Y, sí, la insulina también afecta al cerebro y, de nuevo, precisamente al área donde se encuentra nuestro centro de las emociones: el sistema límbico... Se sabe desde hace tiempo que también la depresión y la diabetes van de la mano. Antes, se pensaba que, como en la obesidad y la depresión, esto podía explicarse por un trasfondo genético compartido, pero las investigaciones más recientes muestran que no son tanto los genes los que constituyen ese nexo, sino que en esa combinación depresión-diabetes sí desempeñan un papel importante los factores ambientales. Entre otros, los productos alimentarios ricos en azúcares que consumimos en exceso día tras día. Por lo que la idea de dejar de lado los refrescos azucarados y las golosinas también es buena para evitar un estado de ánimo sombrío o abatido.

Y, para terminar, hay un cuarto factor que explica la relación entre la obesidad y la depresión, y se encuentra en nuestro microbioma intestinal. Tal vez no sea casualidad que las palabras *instinto* e *intestino* se parezcan tanto. De hecho, las comunicaciones de ida y vuelta entre nuestro cerebro y el tracto intestinal son muy activas, a través del eje intestino-cerebro, que une el sistema nervioso de los intestinos con el sistema nervioso central. Por eso, la flora intestinal y nuestra alimentación representan un papel importante en este sistema de interacción intestino-cerebral, del que sospechamos cada vez más que no solo está implicado en la aparición de la obesidad, sino que contribuye también al desarrollo de varios trastornos psiquiátricos. Así influyen directamente nuestras bacterias intestinales en nuestras sustancias cerebrales, sobre todo en los neurotransmisores como la serotonina, nuestra «sustancia de la felicidad». Si el nivel de serotonina en el cerebro es bajo, se pueden producir síntomas depresivos. En estudios con ratones se ha mostrado que los probióticos (como las leches fermentadas con lactobacilos) pueden tener efectos antidepresivos y reductores de la ansiedad, mediante modificaciones en el metabolismo de la serotonina. Si esto es válido también en las personas, es algo que hay que seguir estudiando.

Parte de los cambios en nuestro microbioma va aparejado, de nuevo, con sustancias inflamatorias. Estas últimas parecen ser capaces de aumentar la permeabilidad de los intestinos a las bacterias y otras sustancias, con lo que diversas sustancias de los intestinos pueden llegar hasta el cerebro a través de la sangre. Normalmente, el cerebro está protegido por una especie de murete: la barrera hematoencefálica. Pero, debido a las sustancias inflamatorias que aparecen en la flora intestinal deteriorada en caso de obesidad, esta barrera también puede tener «goteras» y dejar pasar las sustancias hasta las áreas cerebrales en las que se regula nuestro estado de ánimo. Los investigadores llaman a este fenómeno, en inglés, «*leaky gut, leaky brain*» (intestino permeable, cerebro permeable).

El tratamiento de la obesidad en la depresión

En 2001, investigadores de la Escuela de Medicina de la Universidad de Pennsylvania, en Filadelfia, estudiaron qué efectos tienen los diversos tipos de tratamiento de la obesidad en los síntomas de la depresión. ¿Se vuelven menos depresivas las personas cuando pierden peso por una intervención en los hábitos de vida, un tratamiento con medicación contra la obesidad o una operación de estómago? La investigación reveló que casi toda la pérdida de peso conseguida mediante hábitos de vida más saludables produce, efectivamente, una reducción de los síntomas de la depresión. Con una adaptación de todos los hábitos de vida se obtiene una mejoría considerablemente mayor de los síntomas depresivos que con solo una dieta. También se puso de manifiesto que, cuando una persona se mueve más, obtiene efectos beneficiosos en su estado de ánimo. Lo llamativo fue que, en estas intervenciones en los hábitos de vida, no se halló ninguna relación entre los cambios de peso y los cambios en los síntomas de depresión. Esto parece indicar que el estado de ánimo decaído mejoró por otros factores distintos a la propia pérdida de peso. Es posible que la terapia cognitivo-conductual que se empleó coadyuve a menudo en la aceptación de uno mismo. Las personas aprenden que ellas, con su obesidad, también merecen la pena. También es posible que las terapias ayuden a conseguir un sentimiento de mayor autocontrol al enfrentarse con el estigma de la obesidad en la sociedad actual. La mayor parte de este tipo de intervenciones en los hábitos de vida se ofrecen en grupo, y solo el apoyo de los compañeros de fatiga y de los terapeutas puede tener ya efectos positivos en cómo se sienten los pacientes.

¿Qué pasa cuando el paciente se somete a una operación de estómago? Con una operación, las personas suelen perder mucho peso. Este hecho representa para muchos pacientes mejoras en las relaciones sociales, en el mercado laboral y también en su calidad de vida, porque se tienen menos limitaciones físicas. Para Patty Brard significó una nueva vida inmediatamente después de la intervención, incluyendo una vuelta a la televisión. También las enfermedades colaterales, como la diabetes, se vuelven menos graves o desaparecen del todo. En cuanto a la calidad de vida mental, en el primer periodo tras la operación se constatan mejorías muy discretas en el bienestar psicosocial y en los síntomas depresivos. Estudios en los que se hizo el seguimiento de los pacientes a largo plazo revelan que los síntomas depresivos vuelven a aumentar con el transcurso del tiempo. Resulta llamativo también que hay indicios de que, tras una operación de estómago, aumenta el riesgo de un consumo problemático de alcohol.

Los investigadores de la Universidad de Miami, en Florida, tienen varias explicaciones para este fenómeno. Desde el punto de vista físico, nuestro sistema nervioso reacciona más o menos igual ante el exceso de comida que ante determinadas drogas. Por lo que podría tratarse de un desplazamiento de adicciones, de modo que, tras la operación, el exceso de comida se cambia por una adicción al alcohol. Una posible explicación es que la sensibilidad al alcohol aumente tras la operación de estómago. Todos estos fenómenos están siendo actualmente ampliamente investigados. El gran poeta latino Juvenal reconoció, poco después del inicio de la era cristiana: *«mens sana in corpore sano»*. Es decir: una mente sana en un cuerpo sano. Como se ve, cuando se trata de la «gestión de la grasa», el cuerpo y la mente son sistemas de todo menos independientes. Los ejemplos de Asha, Patty, Mischa, Joost y Annie nos muestran que, si tienes obesidad, debes estar muy seguro de ti mismo para aguantar todos los golpes mentales a los que tienes que hacer frente en tu vida cotidiana. ¡La humillación por ser gordo parece ser la tarifa diaria!

Por eso, ya va siendo hora de que empecemos, como sociedad, a mostrar más respeto hacia aquellas personas que luchan con su peso, y que desterremos para siempre el estigma del diabético gordo y estúpido. Hace falta tener coraje para hablar del tema de la obesidad, como las personas que se han atrevido a compartir su historia con el resto del mundo en este libro. Es importante tomarse en serio el sobrepeso propio o el de otra persona. Y puede merecer la pena observar con cuidado todos aquellos factores que pueden hacernos engordar o mantenernos en nuestro sobrepeso. Así se entiende mejor el problema. Y, cuando sea posible, hacer frente a las causas subyacentes podría ayudar a alcanzar, a largo plazo, un peso saludable. Pero, sobre todo, el conocimiento de todos estos factores que causan, en conjunto, el complejo estado de la obesidad, nos hacen más comprensivos. Y comprenderemos mejor no solo cómo se mantiene nuestro peso, sino también el sobrepeso de los demás. Sería hermoso que no nos prejuzgáramos más por nuestros kilos, sino que nos apoyáramos y nos ayudáramos en lo que podamos para conseguir y mantener de forma adecuada un peso saludable. ¡Porque se trata de una cuestión de peso!

Agradecimientos

Estamos en deuda con muchas personas que han contribuido a que este libro se hiciese realidad. Para empezar, con aquellas personas que han querido compartir con nosotras sus historias. Estas historias personales nos han conmovido e inspirado, y pensamos que todos podemos aprender de ellas. ¡Muchas gracias a Asha, Karin, Joost, Mischa, Natalie, Patty y Rob (se trata, en parte, de nombres reales y, en parte, de seudónimos) por su franqueza!

Como nos parecía importante que nuestro libro contuviese información que fuese útil para muchas personas, pero que, al mismo tiempo, tuviese una base científica, pedimos a algunos expertos, tanto del campo científico como del médico, que releyeran el texto en busca de errores manifiestos. Por tanto, muchas gracias por su lectura del manuscrito y sus valiosos comentarios a los profesores, doctores y demás científicos: Patrick Rensen, Erica van den Akker, Michiel Nijhoff, Yvo Sijpkens, Aart Jan van der Lelij Adrie Verhoeven, Max Nieuwdorp, Jan Hoeijmakers, Jaap Seidell,

Mireille Serlie, Jeroen Molinger, Jan Apers, René Klaassen y Emma Massey.

También queremos dar las gracias a algunos correctores de pruebas que verificaron que las materias complejas que deseábamos explicar a un amplio público sean comprensibles también para personas sin formación médica o científica. Por ello, muchísimas gracias a nuestros editores Erik de Bruin y Linda Visser, y gracias también a Julie Maturbongs, Marijke Schiffer, Ruud van der Linde, Monique den Hamer, Carla Jongenengel, Claudia Visser, Jos Boon, Ada Willemstein, Esther Lankhuijzen y Anita Groenendijk.

Además de a estos correctores de pruebas, también queremos dar las gracias a nuestros colegas, nacionales e internacionales, del ámbito de la obesidad o de la nutrición, por sus interesantes observaciones, que han contribuido a las opiniones expresadas en el presente libro y, en particular, a las doctoras Gerda Feunekes y Daniëlle Wolvers, del Centro de Nutrición de los Países Bajos, a la doctora Arya Sharma y a nuestros colegas de la Asociación Europea para el Estudio de la Obesidad (EASO) y de The Endocrine Society.

Por último, muchas gracias también a nuestras parejas, familias y amigos, por el apoyo que nos brindaron para poder dedicar nuestras pocas horas libres a la preparación de este libro. ¡Gracias, en parte, a vosotros, hemos disfrutado mucho de su escritura!

Glosario |

Ácido graso La parte del triglicérido que puede ser transformada en energía mediante su combustión. Existen muchos tipos de ácidos grasos: largos, cortos, saturados e insaturados.

ADN El material genético presente en cada una de nuestras células. Contiene el código para todas las proteínas que se producen en el cuerpo, como las que forman los músculos o los ojos.

Adiponectina Una de las muchas hormonas que fabrica nuestro cuerpo. En estudios con ratones se ha visto que produce, entre otras, una mayor sensibilidad a la insulina, y un riesgo menor de sufrir diabetes y enfermedades cardiovasculares.

Adrenalina Hormona del estrés producida por las glándulas suprarrenales, que la liberan rápidamente en caso de estrés psíquico o físico agudo.

Almidón Cadenas largas de glucosa.

Andrógenos Hormonas masculinas, como la testosterona.

Biorritmo El ritmo circadiano (día/noche) vinculado al reloj biológico presente naturalmente en el cuerpo e incluso en todas las células de los órganos.

Bisfenol A (BPA) Sustancia química presente en muchos productos plásticos y considerada disruptor endocrino (que altera las hormonas).

Carbohidrato complejo Carbohidratos que contienen fibras. Deben ser «cortados» en azúcares simples por encimas de la digestión antes de poder ser absorbidos por el intestino. Por eso producen una subida del nivel de glucosa más lento.

Carbohidrato simple Glucosa y fructosa. El intestino puede absorberlos sin problema directamente de la sangre y producen una subida rápida del nivel de glucosa.

Célula La parte más pequeña de los organismos, como plantas y animales. Se compone de un núcleo celular, que contiene el ADN, y de orgánulos, la maquinaria que mantiene en funcionamiento a la célula.

Colecistoquinina (CCK) Hormona producida en el intestino y que ralentiza el paso de los alimentos desde el estómago. También estimula la sensación de saciedad al actuar sobre el cerebro.

Corticosteroides Nombre colectivo de determinadas hormonas, algunas de ellas producidas por el propio cuerpo (como la hormona del estrés cortisol), pero también de medicamentos como la prednisona y la dexametasona, que se parecen a esa hormona del estrés liberada por las glándulas suprarrenales.

Cortisol La hormona del estrés que produce continuamente la glándula suprarrenal y cuya producción aumenta en reacción con el estrés psíquico o físico. Está implicada en todo tipo de procesos de nuestro cuerpo, como, por ejemplo, en el sistema inmunitario y en el metabolismo de los carbohidratos. Cuando hay un exceso de cortisol en el cuerpo se tiene más apetito y más grasa abdominal.

Delta-9-tetrahidrocannabinol (THC) El componente activo del cannabis. Al activar el receptor endocannabinoide del hipotálamo produce más apetito y los conocidos «ataques de hambre».

Diabetes (en este libro nos referimos siempre, con este término, a la diabetes **tipo 2**) Se trata de una alteración en la regulación de la glucosa en sangre que hace subir sus niveles. Se suele originar por una menor sensibilidad de los tejidos del cuerpo a la insulina (resistencia a la insulina), lo que provoca que los azúcares permanezcan en sangre en niveles superiores a los normales (hiperglucemia). La liberación de insulina por el páncreas también suele ser menor, por lo que hay muy poca insulina para que los tejidos puedan tomar los azúcares de la sangre. A largo plazo, la diabetes puede llegar a causar, entre otros, enfermedades cardiovasculares y renales, y problemas oculares y neurológicos.

Disruptores endocrinos Sustancias químicas que pueden imitar o bloquear el funcionamiento de nuestras hormonas naturales.

Dopamina Uno de los neurotransmisores del cerebro que se ocupa de transmitir señales. Se le llama también la «sustancia de la felicidad» del cerebro. Desempeña un papel importante en nuestro sistema de recompensa y, por tanto, también en las adicciones.

Dumping Es un síndrome que puede aparecer después de una operación de baipás gástrico. Se produce cuando se come o se bebe demasiado alimento demasiado rápido, porque ese alimento llega de repente y en cantidad excesiva al intestino delgado. Una gran cantidad de líquido de la circulación sanguínea pasa entonces al intestino. Los síntomas que puede desencadenar van desde mareos y sudoración hasta desmayos.

Endocannabinoides Sustancias grasas del cuerpo presentes en la sangre, que pueden unirse a los llamados «receptores endocannabinoides» y entrar mediante ellos en las células. Estos receptores se encuentran en el hipotálamo y en el cerebro, pero también en distintos órganos, como la grasa corporal y los músculos. Los endocannabinoides forman, junto con los receptores, el «sistema endocannabinoide», un sistema implicado en el hambre, en el metabolismo de las grasas y de los carbohidratos, en nuestra memoria y en nuestro sistema de recompensa.

Estrógenos Hormonas femeninas producidas en las mujeres en edad fértil principalmente por los ovarios. También puede producirlas la grasa corporal, al convertir andrógenos en estrógenos por influencia de la proteína aromatasa.

Fidgeting El acto de no dejar de manosear o no quedarse quieto aunque se esté sentado (por ejemplo, por no parar de mover el pie o de dar golpecitos con el bolígrafo).

Fructosa Uno de los carbohidratos simples, al igual que la glucosa. Se conoce también como el «azúcar de la fruta».

Ftalatos Compuestos químicos que aumentan la flexibilidad del plástico, por lo que se los conoce también como «sustancias plastificantes». Se considera igualmente que son disruptores endocrinos.

Gen Lugar del ADN que contiene el código de determinada proteína, como un receptor.

Genes reloj También llamados «genes circadianos». Son genes que codifican las proteínas que desempeñan un papel importante en el reloj biológico de nuestro cuerpo. Los primeros genes reloj que se descubrieron son los que codifican las proteínas *Periodo* (PER), *Timeless* (TIM) y *Doubletime* (DBT). Estas tres proteínas colaboran entre sí para que las proteínas de nuestras células sigan su ritmo de veinticuatro horas.

Ghrelina Hormona producida por el estómago y responsable de que sintamos apetito. Es, por tanto, una «hormona del hambre».

Glicógeno Es la reserva de azúcar. Se compone de grandes ovillos de moléculas de glucosa y se encuentra en dos lugares: en el hígado y en los músculos.

Glucosa Uno de los carbohidratos simples. Como a la fructosa, se le llama también «azúcar».

Hormona Sustancia liberada a la sangre por una glándula hormonal y que, mediante señales, produce a distancia efectos en el cuerpo. Lo consigue uniéndose a receptores en los órganos objetivo. La tiroides es un ejemplo de glándula hormonal. Pero también otros órganos, como el corazón y nuestra grasa corporal, pueden producir y liberar hormonas.

Hipófisis Glándula de aproximadamente un centímetro de tamaño, situada en la cabeza, detrás del puente nasal, que contiene células que producen hormonas que, a su vez, regulan muchas otras hormonas del cuerpo.

Hipotálamo Región del cerebro donde se encuentran, entre otros, el centro de la saciedad, el centro de la fertilidad, el centro de la temperatura y el «reloj central» (responsable de nuestro biorritmo).

Índice de masa corporal (IMC) Medida de la relación entre la altura y el peso. Se calcula como peso (kg) /altura (m)^2. Se considera que un IMC de entre 18,5 y 25 es un peso sano; un IMC de entre 25 y 30 indica sobrepeso; un IMC de entre 30 y 40, obesidad, y un IMC de más de 40, obesidad mórbida.

Insulina Hormona producida por el páncreas y que asegura que las células del cuerpo puedan absorber la glucosa.

Lo hace abriendo unas puertecillas, por así decirlo, para que la glucosa pueda entrar en la célula. La insulina es responsable también de que se acumule más grasa.

Kisspeptina Hormona producida por el cerebro y responsable de la conexión entre la leptina y el centro de la fertilidad en el cerebro.

Leptina La primera hormona de la grasa que se descubrió. La producen las células adiposas y, mediante una unión al receptor de leptina en el hipotálamo, produce la sensación de saciedad. Como las células grasas fabrican la leptina en proporción a la cantidad de grasa que almacenan, se considera que esta hormona es como un «medidor de grasa» del cuerpo.

Mitocondria Central energética de la célula. Se encuentra en número variable en prácticamente todas y cada una de las células de nuestro cuerpo, siendo responsable de la combustión en la célula.

Neurotransmisores Proteínas presentes en el cerebro cuya función es la transmisión de señales.

Neuropéptido Y (NPY) Neurotransmisor presente en el cerebro, responsable, entre otras cosas, de inducir la sensación de hambre.

Nudging O teoría «del pequeño empujón», es la táctica de influir conscientemente en un comportamiento inconsciente. Un *nudge* es un pequeño empujón, un estímulo en la dirección correcta.

Obesidad Sobrepeso severo, cuando la persona tiene un IMC superior a 30 kg/m².

Obesidad monogénica Se trata de un tipo relativamente raro de obesidad que se suele caracterizar por un aumento de peso severo y temprano, acompañado de una sensación exagerada de hambre, sensación de saciedad reducida y trastornos hormonales. La mayor parte de las formas de la obesidad monogénica son debidas a mutaciones en los genes de la vía leptina/melanocortina, que desempeña un papel importante en el control hipotalámico del consumo de alimento y del metabolismo de la energía.

Páncreas Órgano de la cavidad abdominal que produce diversas hormonas, entre las cuales se encuentra la insulina. También produce jugos pancreáticos que participan en la digestión de los alimentos en el intestino.

Péptido relacionado con la proteína agouti (AgRP) Neurotransmisor producido en el hipotálamo. Causa una sensación de hambre en el cerebro.

Péptido similar al glucagón tipo 1 (GLP-1) Hormona intestinal que inhibe el apetito y provoca una mayor liberación de insulina por el páncreas. De este modo, produce también una reducción del nivel de glucosa en sangre.

Péptido YY (PYY) Hormona del intestino que induce la sensación de saciedad.

Proteína Una de las reservas de energía de nuestro cuerpo, junto con el glicógeno y la grasa. Una proteína se compone de una combinación de diversos aminoácidos que pueden ser, a su vez, empleados como combustible. Las proteínas son importantes también como componentes de los músculos y de todo tipo de órganos, con lo que forman también receptores.

Receptor Receptor hormonal al que se une la hormona. Una hormona encaja en su receptor como una llave en su cerradura. La unión de una hormona con su receptor, que se encuentra dentro de las células del cuerpo o sobre su superficie, produce todo tipo de reacciones en determinado órgano.

Receptor MC4 Receptor situado en el hipotálamo que, al igual que el receptor de la leptina, está implicado en la aparición de la sensación de saciedad.

Resistencia a la insulina Situación en la que las células corporales se vuelven insensibles a los efectos de la insulina. Como consecuencia, los órganos absorben menos glucosa de la sangre y los niveles de glucosa suben.

Serotonina Neurotransmisor cerebral que, entre otras cosas, produce un «sentimiento de felicidad» y te hacer ser más estable emocionalmente. También produce un sentimiento de saciedad, a través del receptor MC4.

Síndrome de apnea obstructiva del sueño (SAOS) Trastorno del sueño que se acompaña de ronquidos y de breves pausas en la respiración. La respiración se para hasta cincuenta veces por hora durante el sueño. Esto produce un déficit de oxígeno en sangre (hipoxia). Quien lo sufre suele levantarse muy cansado y siente la necesidad de dormir durante el día. Se relaciona a menudo con el sobrepeso o la obesidad.

Síndrome de Cushing Conjunto de molestias y síntomas que indican la presencia en sangre de una cantidad excesiva de la hormona de las glándulas suprarrenales cortisol. Puede ser como consecuencia del uso de medicamentos que contienen una sustancia similar al cortisol (los llamados «corticosteroides»), en forma de pomadas para la piel, medicamentos inhalados, pastillas o inyecciones. También puede deberse a una producción excesiva de cortisol por parte del propio cuerpo.

Sobrepeso Un IMC de entre 25 y 30 kg/m².

PET Técnica diagnóstica especial, mediante la cual se puede ver la absorción por los órganos de sustancias radiactivas llamadas marcadores.

Termogénesis Combustión. La combustión diaria total se divide en varios componentes, como la combustión en reposo, el efecto térmico de los alimentos y la termogénesis por actividad física.

Triglicérido La forma de almacenamiento de la grasa. Se compone de tres ácidos grasos combinados con glicerol.

Fuentes |

1. Breve historia de la grasa corporal

La información sobre la Venus de Willendorf procede del artículo de Antl-Weiser, W., «The anthropomorphic figurines from Willendorf». *Wissenschaftliche Mitteilungen Niederösterreichisches Landesmuseum* (2008), 19, págs. 19-30.

Una visión clara de la historia del modo en que se considera el sobrepeso la ofrece Eknoyan, G., «A history of obesity, or how what was good became ugly and then bad». *Advances in chronic kidney disease* (2006), 13, págs. 421-427.

Los descubrimientos relacionados con las causas del sobrepeso están muy bien descritos en Bray, G., «Obesity: Historical development of scientific and cultural ideas». *International Journal of Obesity* (1990), 14, págs. 909-926.

La información sobre la segunda revolución agrícola está sacada de Fogel, R.W., *The Escape from Hunger and Premature Death, 1700-2100*. Cambridge, UK, Cambridge University Press, 2004. [Trad. cast.: *Escapar del hambre y de la muerte prematura, 1700-2100.* Traducción de Sandra Chaparro Martínez, Alianza Ensayo, 2009.]

Una detallada exposición del descubrimiento de la célula adiposa y de todos los descubrimientos de importancia relacionados con ella se encuentra en: Lafontan, M., «Historical perspectives in fat cell biology: the fat cell as a model for the investigation of hormonal and metabolic pathways». *American Journal of Physiology* – Cell Physiology (2011), 302, págs. C327-C359.

Para la historia del Fat Man's Club hemos consultado el sitio web de la New England Historical Society.

2. La grasa corporal, órgano primordial de almacenamiento

Una buena descripción del funcionamiento del metabolismo de las grasas, los carbohidratos y las proteínas proviene del capítulo 46 del libro de Levy, M., *et al.*, *Physiology Fourth Edition.* Mosby, Filadelfia, 2006. [Trad. cast.: Berne y Levy, *Fisiología*, Elsevier, varias ediciones.]

El funcionamiento de la célula adiposa y el desarrollo fetal de la grasa corporal pueden encontrarse en el hermoso artículo de Symonds, M. E., *et al.*, «Adipose tissue and fetal programming». *Diabetologia* (2012), 55, págs. 1597-1606.

Una visión general completa de la lipodistrofia aparece en el siguiente artículo de Jazet, I. M., *et al.*: «Therapy resistant diabetes mellitus and lipodystrophy: leptin therapy leads to improvement». *Nedederlands Tijdschrift voor Geneeskunde* (2013), n.º 157, vol. 4, pág. A5482.

Se puede ver un resumen de los distintos tipos de carbohidratos y grasas en la sección en el sitio web del Voedingscentrum.

Un estudio en el que se describen los diversos efectos de la fructosa y la glucosa en el hígado: Jensen, T., *et al.*, «Fructose and sugar: a major mediator of non-alcoholic fatty liver disease». *Journal of Hepatology* (2018), 68, págs. 1063-1075.

Para leer más sobre la diferencia de los efectos entre una dieta con pocas grasas o con pocos carbohidratos, véase: Gardner, C. D., *et al.*, «Effect of low-fat vs low-carbohydrate diet on 12-month weight loss in overweight adults and the association with genotype pattern or insulin secretion: the DIETFITS randomized clinical trial». *JAMA* (2018), 319, págs. 667-679, y Savas, M., y Van Rossum, E. F. C., «Beter een vetarm of koolhydraatarm dieet: is dat te voorspellen?». *Nederlands Tijdschrift voor Geneeskunde* (2017), 161, pág. D2310.

El estudio que muestra que resulta favorable comer en último lugar los carbohidratos: Shukla, A. P., *et al.*, «Carbohydrate-last meal pattern lowers postprandial glucose and insulin excursions in type 2 diabetes». *BMJ Open Diabetes Research & Care* (2017), 5, pág. e000440.

El resumen de las últimas opiniones sobre la mejor relación de sustancias nutritivas de la dieta aparece en: Ludwig, D. S., *et al.*, «Dietary fat: from foe to friend?». *Science* (2018), 362, págs. 764-770.

Las recomendaciones internacionales para una alimentación sana («Cinco claves para una dieta saludable») se pueden encontrar en el sitio web de la OMS: <https://www.who.int/nutrition/topics/5keys_healthydiet/en/>. Y este mismo organismo ofrece más información sobre alimentación en: <https://www.who.int/nutrition/publications/nutrientre quirements/healthy_diet_fact_sheet_394.pdf?ua=1>.

[Existe versión en español en: <https://www.who.int/es/news-room/fact-sheets/detail/healthy-diet>.]

El artículo de Kromhout, D., *et al.*, «The 2015 Dutch food-based dietary guidelines». *European Journal of Clinical Nutrition* (2016). 70, págs. 869-878, presenta una buena revisión de las directrices dietéticas en las que se basan las del Centro de la Nutrición de los Países Bajos (Voedingscentrum). Las pautas que recibió Mark (en el capítulo 10) durante su intervención combinada en sus hábitos de vida también se basaron en estas directrices.

El artículo en el que se afirma que la ingesta periódica de fibra reduce el riesgo de padecer enfermedades cardiovasculares aparece en: Reynolds, A., «Carbohydrate quality and human health: a series of systematic reviews and meta-analyses». *Lancet* (2019), 393, págs. 434-445.

3. La grasa, fábrica de hormonas

La información sobre el descubrimiento de la leptina proviene del capítulo 1, «The obese (ob/ob) mouse and the discovery of leptin», del libro *Leptin*, de V. Daniel Castracane y Michael C. Henson.

El descubrimiento del déficit de leptina en dos niños se describe en: Montague, C. T., *et al.*, «Congenital leptin deficiency is associated with severe early-onset obesity in humans», *Nature* (1997); 26, págs. 903-908. Una bonita descripción del tratamiento exitoso del déficit de leptina con leptina aparece en: Paz-Filho, G., *et al.*, «Leptin treatment: facts and expectations», *Metabolism* (2015), 1, págs. 146-156.

El primer tratamiento de un niño con déficit de leptina aparece descrito en: Farooqi, I. S., *et al.*, «Effects of recombinant leptin therapy in a child with congenital leptin deficiency». *New England Journal of Medicine* (1999), 341, págs.879-884.

El papel de la leptina en la prevención del efecto yoyó después de una pérdida de peso aparece descrito en: Olivia M. Farr, *et al.*, «Leptin applications in 2015: "What have we learned about leptin and obesity?"». *Current Opinion in Endocrinology, Diabetes and Obesity* (2015), 22, págs. 353-359, y en: Alex M. DePaoli, «20 years of leptin: leptin in common obesity and associated disorders of metabolism». *Journal of Endocrinology* (2014), 223, págs. T71-T81.

Un buen artículo que ofrece una visión general del potencial de la leptina en el tratamiento de la obesidad y la diabetes aparece en: DePaoli, A. M., *Journal of Endocrinology* (2014), 223, págs. T71-T81.

Un buen y reciente artículo en el que se describe exhaustivamente la acción de la adiponectina aparece en: Nigro, E., *et al.*, «New insight into adiponectin role in obesity and obesity-related diseases». *BioMed Research International* (2014), 658913.

He tomado la información sobre la composición del cuerpo humano y la menstruación de las gimnastas de élite de: Claessens, A. L., *et al.*, «Growth and menarcheal status of elite female gymnasts». *Children and Exercise* (1992), 24, págs. 755-763; Theintz, G. E., *et al.*, «Evidence for a reduction of growth potential in adolescent female gymnasts». *Journal of Pediatrics* (1993), 122, págs. 306-312, y Beunen, G., «Physical growth and maturation of female gymnasts: influence of selection bias on leg length and the duration of training on trunk length». *Journal of Pediatrics* (1999), 136, págs. 149-155.

Dos artículos interesantes que ofrecen una visión de conjunto sobre el papel de la leptina en la fertilidad son: Chehab, F. F., *et al.*, «Leptin and reproduction: Past milestones, present undertakings and future endeavors». *Journal of Endocrinology* (2014), 223, págs. T37-T48, y Manfredi-Lozano, M., *et al.*, «Connecting metabolism and gonadal function: novel central neuropeptide pathways involved in the metabolic control of puberty and fertility». *Frontiers in Neuroendocrinology* (2018), 48, págs. 37-49.

Para saber más sobre la romántica proteína Kisspeptin, véase: Skorupskaite, K., *et al.*, «The kisspeptin-GnRH pathway in human reproductive health and disease». *Human Reproduction Update* (2014), 20, págs. 485-500.

4. La grasa y la enfermedad

Dos buenos artículos generales sobre el ciclo vital de la grasa son: Hyvönen, M. T., *et al.*, «Maintenance of white adipose tissue in man». *The International Journal of Biochemistry & Cell Biology* 2014; 56, págs. 123-132, y Arner, P., *et al.*, «Fat cell turnover in humans». *Biochemical and Biophysical Research Communications* (2010), 396, págs. 101-104.

El estudio que describe el efecto de engordar a escala de la célula adiposa aparece en: Salans, L. B., *et al.*, «Experimental obesity in man: cellular character of the adipose tissue». *Journal of Clinical Investigation* (1971), 50, págs. 1005-1011.

Una panorámica de los efectos de las hormonas sexuales en los diferentes depósitos adiposos aparece en: White, U. A., *et al.*, «Sex dimorphism and depot differences in adipose tissue function». *Biochimica Biophysica Acta* (2014), 1842, págs. 377-392.

Una amplia visión general de las diferencias entre la grasa abdominal y la grasa subcutánea y del riesgo de enfermedades metabólicas se describe en: Schoettl, T., *et al.*, «Heterogeneity of adipose tissue in development and metabolic function». *Journal of Experimental Biology* (2018), 221, pág. jeb162958.

El efecto de la obesidad en la fertilidad de las mujeres y el efecto de la pérdida de peso en la mejora de la fertilidad están descritos en los dos artículos siguientes: Silvestris, E., *et al.*, «Obesity as disruptor of the female fertility». *Reproductive Biology and Endocrinology* (2018), 16, pág. 22, y Best, D. *et al.*, «How effective are weight-loss interventions for improving fertility in women and men who are overweight or obese? A systematic review and meta-analysis of the evidence». *Human Reproduction Update* (2017), 23, págs. 681-705.

El efecto de la obesidad en la fertilidad del hombre aparece descrita en el análisis de Liu, Y., *et al.*, «Obesity, a serious etiologic factor for male subfertility in modern society». *Reproduction* (2017), 154, págs. R123-R131.

El estudio en el que Rose Frisch hizo ver que las exatletas tienen una menor probabilidad de sufrir cáncer de mama y cáncer de los órganos reproductores está descrito en: Frisch, R. E., «Former athletes have a lower lifetime occurrence of breast cancer and cancers of the reproductive system». *Advances in Experimental Medicine and Biology* (1992), 322, págs. 29-39.

La relación entre sobrepeso y obesidad y el desarrollo de cáncer está descrita en estos dos análisis: Allot, E. H., *et al.*, «Obesity and cancer: mechanistic insights from transdisciplinary studies». *Endocrine-Related Cancer* (2015), 22, págs. R365-R386, y Berger, N. A., *et al.*, «Obesity and cancer pathogenesis». *Annals of the New York Academy of Sciences* (2014), 1311, págs. 57-76.

5. ¿Cómo funcionan nuestras sensaciones de hambre y de saciedad?

Una investigación sorprendente que muestra que, cada día, tomamos de media doscientas veinte decisiones alimentarias inconscientes, y cómo influye el entorno en estas decisiones fue publicada por Brian Wansink y Jeffery Sobal en 2007, en *Environment and Behavior.* El título del artículo es: «Mindless Eating: The 200 Daily Food Decisions We Overlook».

En el artículo «Obesitas: gendiagnostiek of geen diagnostiek?», los pediatras Erica van den Akker y Edgar van Mil describen cómo se puede diagnosticar, en niños con obesidad, la forma monogénica de obesidad que sufren, entre otros, Karin (ausencia del receptor de la leptina) y Joost (ausencia del receptor MC4R); está publicado en *Praktische Pediatrie* (2009).

Nuestro artículo científico sobre la frecuencia con que se puede hallar una obesidad genética en un grupo específico de niños y adultos con obesidad en los Países Bajos fue publicado en 2018 en el *Journal of Medical Genetics,* por Kleinendorst, L., *et al.,* bajo el título «Genetic obesity: next-generation sequencing results of 1230 patients with obesity».

Un interesante artículo que ofrece una visión general de la hormona del hambre del estómago, ghrelina, fue publicado en 2007 por Y. P. M. van der Hulst y A. J. van der Lelij en el *Nederlands Tijdschrift voor Klinische Chemie* y en el *Nederlands Tijdschrift voor Klinische Chemie en Laboratoriumgeneeskunde,* con el título «Ghreline: van eerste natuurlijke groeihormoon secretagoog tot multifunctioneel peptide».

Una investigación fascinante que describe el efecto de nuestros pensamientos en la rapidez con que nos sentimos saciados y en nuestra hormona del hambre ghrelina aparece en el artículo de Alia J. Crum, *et al.,* «Mind over milkshakes: mindsets, not just nutrients, determine ghrelin response», en *Health Psychology* (2011).

Más información sobre la hormona hermana de la hormona del hambre ghrelina, que resultó tener, inesperadamente, todo tipo de efectos positivos en el metabolismo, se puede leer en: «The Acyl Ghrelin: A metabolically active peptide», de Delhanty, P. J., Neggers, S. J., y Van der Lely, A. J., en *The Ghrelin System, Endocrine Development Karger* (2013), con redacción de Benso, A., Casanueva, F. F., Ghigo, E., y Granata, A.

El internista y científico Werner Creutzfeldt describe la historia del descubrimiento de nuestras hormonas intestinales, que se comunican con nuestro cerebro, en «The (pre)history of the incretin effect», en *Regulatory Peptides* (2005).

En «Cannabinoid pharmacology: the first 66 years», el investigador R. G. Pertwee, de la Universidad de Aberdeen, te transporta a la historia del cannabis y del sistema endocannabinoide del cuerpo, que resultan tener todo tipo de efectos en nuestro cerebro y en nuestro cuerpo. En el *British Journal of Pharmacology* (2006).

Un artículo interesante sobre el funcionamiento de nuestro sistema de recompensa de nuestro cerebro, sobre cómo podemos comer demasiado por ese sistema y sobre cómo podemos ejercer más control sobre el mismo es: «Obesity and the neurocognitive basis of food reward and the control of intake», en *Advances in Nutrition*, de Hisham Ziauddeen *et al.* (2015).

Más información científica sobre por qué algunas personas tienen una necesidad extremadamente fuerte de carbohidratos, y cómo se relaciona esta necesidad con trastornos emocionales y con la obesidad, se puede encontrar en «Neurobiologic basis of craving for carbohydrates», de Ventura, T., *et al.*, en *Nutrition* (2014).

Los efectos de la «sustancia química de la felicidad» serotonina, que desempeña un papel importante en las adicciones y que puede inhibir nuestro apetito, están descritos, entre otros, en el artículo «The role of serotonin in drug use and addiction», de Müller, C. P., y Homberg, J. R., en *Behavioural Brain Research* (2015).

En este artículo científico se describe un fármaco que inhibe el apetito, que está en el mercado en los Estados Unidos y que tiene un efecto contra la obesidad a través del sistema de recompensa: «Role of impulsivity and reward in the anti-obesity actions of 5-HT2C receptor agonists», en el *Journal of Psychopharmacology* (2017), de los autores G. A. Higgins, F. D. Zeeb y P. J. Fletcher.

6. La combustión de la grasa corporal

Se puede leer una panorámica del funcionamiento de la grasa parda y de diversos fármacos y componentes alimentarios que se aprovechan de ella en: Ruiz, J. R., *et al.*, «Role of human brown fat in obesity, metabolism and cardiovascular disease: strategies to turn up the heat». *Progress in Cardiovascular Diseases* (2018).

El caso de un paciente con un hibernoma, en el que se basa el caso de Barbara, se puede encontrar en: Gadea *et al.*, «Hibernoma: a clinical model for exploring the role of brown adipose tissue in the regulation of body weight?». *The Journal of Clinical Endocrinology & Metabolism* (2014), 1, págs. 1-6.

Una visión general de la «termogénesis sin ejercicio (NEAT)» aparece en: Levine, J. A., *et al.*, «Nonexercise activity thermogenesis (NEAT): environment and biology». *American Journal of Physiology – Endocrinology & Metabolism* (2004), 286, págs. E675-E685.

El estudio sobre los efectos de sustituir el estar sentado por pasar más tiempo de pie y andar está descrito en: Duvivier, B., *et al.*, «Minimal intensity physicial activity (standing and walking) of longer duration improves insulin action and plasma lipids more than shorter periods of moderate vigorous exercise (cycling) in sedentary subjects». *PLoS One* (2013).

Los efectos de los alimentos en la grasa parda aparecen en: Yoneshiro, T., *et al.*, «Tea catechin and caffeine activate brown adipose tissue and increase cold-induced thermogenic capacity in humans». *American Journal of Clinical Nutrition* (2017), 105, págs. 873-881.

7. La grasa y nuestro ritmo biológico

Se puede ver más información sobre la investigación pionera sobre el reloj biológico por la que los tres investigadores estadounidenses Jeffrey C. Hall, Michael Rosbash y Michael W. Young ganaron en 2017 el premio Nobel de Fisiología y Medicina en un vídeo del anuncio de la concesión de dicho premio de la Radio Nacional Pública de los Estados Unidos: <https://www.npr.org/sections/thetwo-way/2017/10/02/554993385/nobel-prize-in-medicine-is-awarded-to-3-americans-for-work-on-circadian-rhythm>.

Arlet Nedeltcheva y Frank Scheer escribieron en 2014 un interesante resumen sobre cómo la falta de sueño puede producir mayor apetito, cambios en el metabolismo y aumento de peso y los efectos de diferentes intervenciones en el sueño, titulado «Metabolic effects of sleep disruption, links to obesity and diabetes», en *Current Opinion in Endocrinology & Diabetes and Obesity*.

En 2018, Haya, K. Al Khatib, *et al.*, del King's College de Londres, publicaron el interesante estudio en el que se hizo dormir más a personas que normalmente dormían poco, estudiándose si esto tenía efectos positivos en su patrón alimentario, en *The American Journal of Clinical Nutrition*: «Sleep extension is a feasible lifestyle intervention in free-living adults who are habitually short sleepers: a potential strategy for decreasing intake of free sugars? A randomized controlled pilot study».

Este es el amplio estudio británico del que resulta que las mujeres que duermen en una habitación que no está en completa oscuridad son más gordas que las mujeres que duermen en una habitación más oscura: «The relationship between obesity and exposure to light at night: Cross-Sectional analyses of over 100.000 women in the breakthrough generations study», por Emily McFadden *et al.*, en *American Journal of Epidemiology* (2014).

Este artículo de Muscogiuri, G., *et al.* presenta un resumen claro de las relaciones recíprocas entre sueño y obesidad: cómo la falta de sueño puede aumentar nuestro peso corporal, pero también cómo la obesidad y una alimentación insana pueden empeorar la calidad de nuestro sueño: «Obesity and sleep disturbance: the chicken or the egg?», en *Critical Reviews in Food Science and Nutrition* (2018). También se describen relaciones entre sueño y obesidad en el artículo «Sleep duration and obesity in adults: what are the connections?» de Theorell-Haglöw, J., y Lindberg, E., en *Current Obesity Reports* (2016).

El estudio que describe un mayor riesgo de sufrir enfermedades cardiovasculares en personas con obesidad y apnea del sueño se describe en el artículo del año 2008 de Jean-Louis Girardin *et al.*, «Obstructive sleep apnea and cardiovascular disease: Role of the metabolic syndrome and its components», en *Journal of Clinical Sleep Medicine*.

Este artículo de C. L. Grant *et al.* describe la importancia del momento en el que se come determinado alimento y cómo comer de noche puede desajustar la regulación de los niveles de glucosa en sangre: «Timing of food intake during simulated night shift impacts glucose metabolism: A controlled study», en *Chronobiology International* (2017).

Este es un importante artículo que recoge los efectos sobre la salud de determinados patrones alimentarios, como el de saltarse el desayuno, el ayuno intermitente y la cantidad y el momento de las comidas: «Meal timing and frequency: Implications for cardiovascular disease prevention a scientific statement from the American Heart Association», de Marie-Pierre St-Onge, en *Circulation* (2017).

En 2011, Priya Sumithran *et al.* publicaron un artículo pionero en la prestigiosa revista *The New England Journal of Medicine* sobre los efectos, a corto y a largo plazo, en nuestras hormonas del hambre y de la saciedad, de una dieta prolongada de muy bajas calorías: «Long-term persistence of hormonal adaptations to weight loss». Este artículo muestra claramente cómo se puede explicar parte del efecto yoyó de volver a engordar después de una dieta.

Para saber más sobre los resultados a largo plazo del conocido concurso estadounidense *The Biggest Loser*, se puede leer el artículo «Persistent metabolic adaptation 6 years after "The Biggest Loser" competition», de E. Fothergill *et al.*, en *Obesity* (2016).

En este artículo se puede leer más sobre la moda del ayuno intermitente, en el que se alternan periodos de ayuno con periodos de ingesta de alimentos: «Intermittent fasting: is the wait worth the weight?», de M. C. Stockman *et al.*, en *Current Obesity Reports* (2018).

Se puede encontrar más información sobre otra moda dietética, a saber, el ayuno periódico, en el que no se disminuye la cantidad de calorías que se pueden comer, sino que se reduce drásticamente el periodo del día durante el que se puede comer, en el artículo «Time-restricted feeding for prevention and treatment of cardiometabolic disorders», de G. C. Melkani y S. Panda, en *Journal of Physiology* (2017). El investigador estadounidense Panda escribió también, con S. Gill, en

2015, un interesante artículo en la destacada revista *Cell Metabolism*: «A smartphone app reveals erratic diurnal eating patterns in humans that can be modulated for health benefits», sobre los patrones nutricionales de adultos sanos y en el que se establecen relaciones con los efectos sobre la salud.

8. ¿Cómo engorda el estrés?

Dos artículos que describen la relación entre estrés y obesidad: «Obesity and cortisol: New perspectives on an old theme», de E. F. C. (Liesbeth) van Rossum, en *Obesity* (2017), y en «Stress and Obesity», de A. J. Tomiyama, en *Annual Reviews* (2018).

En este artículo describimos por qué algunas personas son más sensibles que otras a los efectos negativos del estrés crónico sobre el peso corporal: «Stress and obesity: are there more susceptible individuals?», de Van der Valk, E. S., Savas, M., y Van Rossum, E. F. C., en *Current Obesity Reports* (2018).

Se puede encontrar más información sobre el síndrome de Cushing, que padece Mischa, en: <https://www.thuisarts.nl/ziekte-van-cushing/ik-heb-ziekte-van-cushing>. [En neerlandés.]

En este artículo se describe cómo investigamos la relación entre obesidad y la hormona del estrés cortisol en adultos, mediante un método relativamente nuevo para medir los valores del cortisol a largo plazo en el cabello: «Long-term cortisol levels measured in scalp hair of obese patients», de Wester, V. L. *et al.*, en *Obesity* (2014).

Nuestra investigación sobre la relación entre cortisol y obesidad en niños se describe en «Long-term glucocorticoid concentrations as a risk factor for childhood obesity and adverse body-fat distribution», de Noppe, G., *et al.*, en *International Journal of Obesity* (2016).

Describimos la relación entre niveles altos crónicos de cortisol y un mayor riesgo de padecer enfermedades cardiovasculares en «High long-term cortisol levels, measured in scalp hair, are associated with a history of cardiovascular disease», de Manenschijn, L., *et al.*, en *Journal of Clinical Endocrinology and Metabolism* (2013).

En el artículo «Use of hair cortisol analysis to detect hypercortisolism during active drinking phases in alcohol-dependent individuals», de Stalder, T., *et al.*, en *Biological Psychology* (2010), se describe la relación entre el consumo abusivo de alcohol y el cortisol.

La OMS ofrece más información sobre el consumo abusivo de alcohol en todo el mundo: <https://www.who.int/health-topics/alcohol#tab=tab_1>. [Existe versión en español: <https://www.who.int/topics/alcohol_drinking/es/>.]

9. Factores ocultos que nos hacen engordar

La relación entre medicamentos que contienen una forma de hormonas del estrés (específicamente, los corticoides) y el peso corporal se describe en los siguientes artículos científicos: «Systematic evaluation of corticosteroid use in obese and non-obese individuals: a multi-cohort study», de Savas, M., *et al.*, en *International Journal of Medical Sciences* (2017), y el artículo «Associations between systemic and local corticosteroid use with metabolic syndrome and body mass index» de Savas, M., *et al.*, en *Journal of Clinical Endocrinology and Metabolism* (2017).

Además, en 2015 se publicó un artículo que muestra claramente que también los medicamentos de uso tópico que contienen corticosteroides pueden tener efectos secundarios en todo el cuerpo, por los cuales hasta la misma función suprarrenal puede verse afectada: «Adrenal insufficiency in corticosteroids use: Systematic review and meta-analysis», por Broersen, L. H., Pereira, A. M., Jørgensen, J. O., y Dekkers, O. M., en *Journal of Clinical Endocrinology and Metabolism*.

En los siguientes artículos hay más información sobre la relación entre obesidad y asma: «The influence of obesity on inflammation and clinical symptoms in asthma», de Gruchała-Niedoszytko, M., Małgorzewicz, S., Niedoszytko, M., Gnacińska, y M., Jassem, E., en *Advances in Medical Sciences* (2013) y «Underdiagnosis and overdiagnosis of asthma in the morbidly obese», de Van Huisstede, A., *et al.*, en *Respiratory Medicine* (2013).

En *Current Opinion in Pulmonary Medicine* (2016), C. S. Ulrik ha escrito sobre los efectos positivos de la reducción de peso en el asma en personas que sufren tanto de obesidad como de asma, en el artículo «Asthma and obesity: is weight reduction the key to achieve asthma control?».

Nuestro artículo «A comprehensive diagnostic approach to detect underlying causes of obesity in adults», de Eline S. van der Valk *et al.*, en *Obesity Reviews* (2019), presenta un resumen de los medicamentos que pueden tener como efecto secundario el aumento de peso, y en qué medida.

En este artículo de M. Dayabandara, *et al.*, se describen mecanismos por los que ciertos antipsicóticos pueden producir un aumento de peso, y también maneras efectivas de contrarrestarlos: «Antipsychotic-associated weight gain: management strategies and impact on treatment adherence», en *Neuropsychiatr Dis Treat.* (2017).

Se pueden leer detalles de cómo los betabloqueantes (medicamentos muy utilizados para disminuir la presión sanguínea o la frecuencia cardíaca) pueden producir un aumento de peso en el artículo «b-adrenergic receptor blockers and weight gain, a systematic analysis», de Arya M. Sharma, Tobias Pischon, Sandra Hardt, Iris Kunz y Friedrich C. Luft, en *Hypertension* (2001).

La organización Wemos ha elaborado una ficha sobre los disruptores endocrinos, que se puede consultar en Internet [en neerlandés]: <https://www.wemos.nl/wp-content/uploads/2016/11/Wemos-Factsheet-Dit-moet-je-weten-over-hormoonverstorende-stoffen_November-2016-1.pdf>.

[Este mismo sitio web tiene una parte en inglés con más información sobre los disruptores endocrinos: <https://www.wemos.nl/en/?s=endocrine+disruptor>.]

The Endocrine Society, la asociación estadounidense de endocrinos publicó en 2015 un importante artículo sobre los efectos de los disruptores endocrinos y el riesgo de obesidad y diabetes: «The Endocrine Society's Second Scientific Statement on Endocrine-Disrupting Chemicals», en la destacada revista *Endocrine Review*. <https://endocrinenews. endocrine.org/edcs-linked-to-rising-diabetes-obesity-risk/>. The Endocrine Society también ofrece consejos sobre qué se puede hacer para evitar en la medida de lo posible la exposición a disruptores endocrinos. Pueden consultarse en Internet en: <https://www.endocrine.org/topics/edc/what-you-can-do>.

Se puede encontrar más información sobre cómo los efectos de los disruptores endocrinos alteran nuestro apetito y pueden influir en nuestro metabolismo, y llegan incluso a producir efectos negativos que se pueden transmitir de generación en generación, en el sitio web de The Endocrine Society: <https://www.endocrine.org/topics/edc/what-edcs-are/common-edcs/metabolic>.

En 2017, Philippa D. Darbre escribió un interesante artículo titulado «Endocrine disruptors and obesity», en *Current Obesity Reports*, sobre el círculo vicioso que puede surgir cuando se tiene demasiada grasa en la que se pueden almacenar disruptores endocrinos y llegar incluso a producir todo tipo de enfermedades, como el cáncer.

Un equipo de científicos dirigido por Jeffrey Gordon, de la Escuela de Medicina de la Universidad de Washington, en St. Louis, publicó el innovador estudio «Gut microbiota from twins discordant for obesity modulate metabolism in mice», en 2016, en la reputada revista *Science*. En él se describen experimentos que muestran que características como la obesidad o, al contrario, la delgadez, pueden ser transferidas a ratones mediante el trasplante de bacterias intestinales humanas.

Los siguientes artículos son lectura científica de interés sobre el papel de las bacterias intestinales y los trasplantes de heces como una de las posibles terapias: «Gut microbiota and obesity: implications for fecal microbiota transplantation therapy», por Y. Kang y Y. Cai, en *Hormones* (2017) y, en *Gastroenterology* (2012), «Transfer of intestinal microbiota from lean donors increases insulin sensitivity in individuals with metabolic syndrome», de A. Vrieze *et al.*

Se pueden leer otros artículos recientes (2018) de interés, sobre el papel de nuestras bacterias intestinales en la obesidad, en *International Journal of Endocrinology*, el titulado «The gut microbiome profile in obesity: a systematic review», escrito por Olga Castaner *et al.*, y en *Endocrine Reviews* el titulado «Evaluating causality of gut microbiota in obesity and diabetes in humans», de Meijnikman, A. S., Gerdes, V. E., Nieuwdorp, M., y Herrema, H.

Para saber más sobre la argumentación del médico Richard Atkinson en su tesis de que también los virus podrían haber contribuido a la epidemia mundial de obesidad, se puede leer su artículo, disponible en Internet: «Obesity due to a virus: how this changes the game». Se encuentra en el sitio web de Obesity Action Coalition: <https://www.obesi tyaction.org/community/article-library/obesity-due-to-a-virus-how-this-changes-the-game/>.

Además, Richard Atkinson *et al.* escribieron, ya en 2005, un artículo científico sobre la relación entre el adenovirus 36 y la obesidad: «Human adenovirus-36 is associated with increased body weight and paradoxical reduction of serum lipids», en *International Journal of Obesity*. En 2015 se publicó en *Medicine* un análisis que examina las investigaciones que se han llevado a cabo en los últimos años sobre este virus y su relación con la obesidad; está escrito por M.Y. Xu *et al.* y se titula «Human adenovirus 36 infection increased the risk of obesity: A meta-analysis update».

La investigación sobre el uso de antibióticos en la primera infancia y los efectos negativos sobre el microbioma y la relación con un peso corporal mayor se describe en el artículo «Intestinal microbiome is related to lifetime antibiotic use in Finnish pre-school children», de Katri Korpela *et al.*, en la prestigiosa revista *Nature Communications* (2016).

10. ¿Cómo podemos combatir el sobrepeso de manera efectiva?

Para más detalles de la investigación sobre los efectos de la ingesta diaria de una bebida azucarada en el peso de niños en edad escolar, se puede consultar el siguiente artículo: «A trial of sugar-free or sugar-sweetened beverages and body weight in children», de J. C. de Ruyter *et al.*, en *The New England Journal of Medicine* (2012).

Los Protocolos de atención a la Obesidad de los Países Bajos, establecidos por la Sociedad del Sobrepeso de los Países Bajos (PON, por sus siglas en neerlandés), ofrecen consejos sobre qué tratamiento debe aplicarse en función del grado de sobrepeso. El PON es la organización coordinadora de las asociaciones de profesionales de médicos y paramédicos, organismos de seguros de enfermedad de los Países Bajos, la organización coordinadora de las instituciones prestadoras de servicios de atención médica (GGD-GHOR) y asociaciones de pacientes implicados todos ellos en el tratamiento de la obesidad en los Países Bajos, y con función consultiva ante, entre otros, el Ministerio de Sanidad, Bienestar y Deporte de los Países Bajos. Se pueden consultar en Internet con los términos de búsqueda *Zorgstandaard Obesitas* y *Partnerschap Overgewicht Nederland* o en este sitio web [en neerlandés]: <http://www.partnerscha povergewicht.nl/images/Organisatie/PON_Zorgstanda ard_Obesitas_2011_A4_v1_04.pdf>.

Las directrices de la Asociación Europea para el Estudio de la Obesidad para el tratamiento de la obesidad en adultos fueron publicadas en 2015 por Volkan Yumuk *et al.*, y se pueden consultar en el sitio web de la asociación (<https://easo.org/>) en «Obesity Facts» (diciembre de 2015, n.º 8, vol. 6, págs. 402-424).

Los siguientes artículos describen cómo se pueden diagnosticar los factores subyacentes que favorecen que se aumente de peso o que se mantenga el sobrepeso: «Obesitas in de spreekkamer; Eerst diagnostiek en daarna effectieve behandeling (klinische les)», de Eline S. van der Valk, Mesut Savas, Jan Steven Burgerhart, Maaike de Vries, Erica L.T. van den Akker y E. F. C. (Liesbeth) van Rossum, en *Nederlands Tijdschrift voor Geneeskunde* (2017) (161, pág. D2310) y también el artículo internacional «A comprehensive diagnostic approach to detect underlying causes of obesity in adults», de Eline S. van der Valk *et al.*, en *Obesity Reviews* (2019). Se trata, en ambos casos, de artículos científicos. Para una información de más fácil comprensión para el público general se puede consultar en Internet el discurso de la sesión inaugural del Centro Médico Erasmus de Liesbeth van Rossum titulado «Dik ben je niet voor de lol» [Ser gordo no es divertido].

Se puede releer el estudio sobre la vacunación contra la hormona del hambre ghrelina, que consiguió reducir el aumento de peso en ratas, en «Vaccination against weight gain», en *Proceedings of the National Academy of Sciences* (2006) de Zorrilla, E. P., *et al.*

Para verificar si se tiene un consumo alto o excesivo de alcohol, se puede encontrar información en el sitio web del Centers for Disease Control and Prevention (CDC): <https:// www.cdc.gov/alcohol/fact-sheets/alcohol-use.htm>.

11. *Fat shaming* y las consecuencias mentales de la obesidad

Eet mij, escrito por Asha Ten Broeke, a quien se cita en el capítulo 11 y que es también psicóloga y columnista del periódico *Volkskrant*, y Ronald Veldhuizen, biólogo y periodista científico, es un libro interesante sobre la psicología que se esconde detrás de la comida y del sobrepeso.

Se puede leer un amplio resumen que recoge decenas de años de estudios sobre los prejuicios y la estigmatización de las personas con sobrepeso y obesidad en el artículo de Puhl, R. M., y Brownell, K. D., «Bias, discrimination, and obesity», en *Obesity Research* (2001); 9, págs. 788-905.

Más sobre cómo manejamos el estigma de la obesidad en el artículo «Weight bias: a call to action», en *Journal of Eating Disorders* (2016), de Angela S. Alberga, Shelly Russell-Mayhew, Kristin M. von Ranson y Lindsay Mc-Laren.

Se pueden leer más detalles sobre los hallazgos de cómo la obesidad también reduce la posibilidad de conseguir empleo en el artículo científico «Obesity discrimination in the recruitment process: You're not hired!», en *Frontiers in Psychology* (2016), 7, de Stuart W. Flint, Martin Čadek, Sonia C. Codreanu, Vanja Ivić, Colene Zomer y Amalia Gomoiu.

Nuestro artículo «Depression and obesity: evidence of shared biological mechanisms», de Yuri Milaneschi, Kyle Simmons y Elisabeth (Liesbeth) F. C. van Rossum y Brenda Penninx presenta un amplio resumen de las explicaciones biológicas de la relación entre la obesidad y la depresión, en *Molecular Psychiatry* (2018).

«The role of nutrition and the gut-brain axis in psychiatry: A review of the literature», de Sabrina Mörkl *et al.*, es un fascinante artículo que presenta una visión general sobre cómo se comunican nuestros intestinos con nuestro cerebro, en *Neuropsychobiology* (2018).

El artículo «Leaky gut, leaky brain?», de Mark E. M. Obrenovich, publicado en *Microorganisms* (2018), presenta más información sobre la tesis de una especie de «filtración» de bacterias intestinales y otras sustancias que llegan hasta el cerebro por medio del torrente sanguíneo.

Para saber más sobre cómo pueden mejorar los síntomas de depresión mediante la pérdida de peso, es aconsejable este artículo científico: «Intentional weight loss and changes in symptoms of depression: a systematic review and meta-analysis», de A. N. Fabricatore *et al.*, en *International Journal of Obesity* (2011).

El artículo «Psychological aspects of bariatric surgery as a treatment for obesity», de Sandra Jumbe *et al.*, en *Current Obesity Reports* (2017), (n.º 6, vol. 1, págs. 71-78) ofrece más lectura sobre las consecuencias psicológicas de la operación de estómago como tratamiento para la obesidad.

El artículo «Alcohol and drug use among postoperative bariatric patients: A systematic review of the emerging research and its implications», de Spadola *et al.*, en *Alcoholism: Clinical and Experimental Research* (2015), n.º 39, vol. 9, págs. 1582-1601, presenta más información sobre cómo una operación de estómago puede implicar un mayor riesgo del uso problemático del alcohol.

Índice temático y de nombres

ácidos biliares, 265, 266
ácidos grasos, 39, 40, 50-51, 57, 91, 97, 136, 144, 155, 227
  insaturados, 50-51, 136
  saturados, 50-51
ACTH, 194
adelgazar/perder peso, 11, 13, 23-24, 52, 56, 70, 80, 88-89, 105, 107-109, 131, 148, 155-156, 178-179, 181, 185-188, 191, 207-208, 216, 226, 231, 239, 249-252, 256, 259, 264-265, 280
adenovirus, 230, 231, 326
adicción a la comida, 134-135
adicción al alcohol, 129, 291
adicciones, 129, 133-135, 291
adiponectina, 80-81, 121
ADN, 29, 66-67, 70-71, 120, 189, 202, 226, 231, 256
adolescentes, 282

adrenalina, 47, 194
AgRP (proteína r-agouti), 125
alcohol, 172, 208-210, 244, 253, 291
alimentación, 14, 28, 58, 101, 105, 171, 188, 203, 218, 223, 239, 243-244, 257, 288
  insana / poco saludable, 14, 223
  saludable, 188, 218, 239, 243-244, 257
alimentos, 17, 19-21, 24, 27, 32, 37-38, 40, 42, 44-45, 48, 50-51, 59, 71, 78, 82, 102, 119, 122, 124, 131, 134, 136, 138-140, 145, 160, 163, 174-175, 179-180, 191, 206-207, 221-222, 225-228, 232, 244, 259, 262
aminoácido, 34, 41, 134
análisis del cabello, 204, 209

Su opinión es importante.
En futuras ediciones, estaremos encantados
de recoger sus comentarios sobre este libro.

Por favor, háganoslos llegar a través de nuestra web:

www.plataformaeditorial.com

Para adquirir nuestros títulos,
consulte con su librero habitual.

«Los sueños varían con cada hombre, pero la realidad
del mundo es nuestra patria común.»*
ALBERT CAMUS

«*I cannot live without books.*»
«No puedo vivir sin libros.»
THOMAS JEFFERSON

Desde 2013, Plataforma Editorial planta un árbol
por cada título publicado.

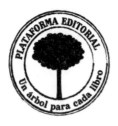

* Frase extraída de *Breviario de la dignidad humana* (Plataforma Editorial, 2013).